树立正确的个人大健康观

◎ 岳桂华 曹云 编著

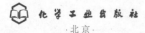
化学工业出版社

·北京·

内容简介

　　该书内容主要包括健康和健康观、疾病与疾病观。在健康和健康观部分主要阐述了中西医对健康的认识、健康的认识调查、影响健康的因素、健康管理和大健康产业等；在疾病与疾病观部分主要阐述了中西医对疾病的认识、疾病相关认知的调查、中西医关于疾病的防控理论和应用、常见疾病的干预策略、如何树立正确的疾病观等。本书内容全面、系统、理论与调查数据相结合，实用性和参考性强，适合公共卫生、医学、中医药等专业人士参考和阅读。

图书在版编目（CIP）数据

　　树立正确的个人大健康观/岳桂华，曹云编著.—北京：化学工业出版社，2021.6
　　ISBN 978-7-122-38995-4

　　Ⅰ.①树… Ⅱ.①岳… ②曹… Ⅲ.①保健-基本知识
Ⅳ.①R161

　　中国版本图书馆 CIP 数据核字（2021）第 074674 号

责任编辑：赵兰江　　　　　　　　　　　文字编辑：赵爱萍
责任校对：王鹏飞　　　　　　　　　　　装帧设计：张　辉

出版发行：化学工业出版社
　　　　　（北京市东城区青年湖南街 13 号　邮政编码 100011）
印　　装：北京盛通商印快线网络科技有限公司
850mm×1168mm　1/32　印张 9　字数 242 千字
2021 年 8 月北京第 1 版第 1 次印刷

购书咨询：010-64518888　　　　　售后服务：010-64518899
网　　址：http://www.cip.com.cn
凡购买本书，如有缺损质量问题，本社销售中心负责调换。

定　　价：58.00 元　　　　　　　　　　　　版权所有　违者必究

前言

生与死，是生命过程的两极，健康与疾病是生命过程中两种不同的状态。疾病给人带来生理、心理的痛苦，严重的可导致生命的终结。不同的健康观、疾病观和生死观直接影响着人的处世态度和行为方式，进而对社会也产生深刻影响。

人们在生活的压力下无暇思考生命的意义，以至于当面对疾病和生死的时候显得迷茫和无措。历史上"讳疾忌医"的故事，从医生的角度看是疾病有发生与发展的过程，提示人们预防疾病和及时治疗疾病的重要性。从患者的角度看，则说明人们如果自己不重视自己的健康，任意地放纵自己而不进行自我健康的管理，就会导致疾病发展甚至失去生命的严重后果。在当今这个快速变化的复杂的现代化社会，"讳疾忌医"的现象仍然存在。显然，只有对健康、疾病和生命有着更深刻地理解和更清醒地认识，拥有正确的健康观、疾病观和生命观，才有助于个体选择正确的生活方式及合理的医疗措施，才能更珍惜自己的健康，更珍视自己的生命。这对整个社会来说，也更能提高医疗的公平和效率，促进整个社会的和谐与发展。

随着科技的发展和社会的进步，人们对健康、疾病和死亡的认知也在不断地改变。什么样的状态是健康的状态？我们如何认知疾病？东、西方对生命的看法有什么区别？现代医学技术的发展足以让人更从容地面对死亡吗？……要解答这些问题，就要在人类历史发展的长河中，从不同的角度、不同的立场认知健康与疾病，不断探索人类对生命的理解。这也是我们编撰这本书的初心。

在该书的编写过程中，我们几易书稿，但由于有些是新概念、新提法，难免有些定义或说法不准确，加之作者水平有限，难免存在不足之处，敬请读者予以斧正。

编著者
2020 年 5 月

目录

第一章

健康和健康观

健康是生存的状态之一。这种状态是人类追求的目标之一。然而，怎样认识健康的本质？健康的标准是什么？这是人们在探求健康之道时必须面对的又一个重要问题。

第一节　健康的认识及其定义

健康是一个医学概念，人们对健康的认识是伴随着社会与科学的发展逐渐完善的。

一、中医对健康的认识

中医学是在中华传统文化的大背景下产生的，其核心是中国传统哲学。因此，中医对健康的认识和定义基于和合性思维，认为人体功能的动态平衡态、稳态、和合态就是健康。

（一）从"健康"一词的形与意认识健康

健康作为一个现代的词语，在中国古代的文献中并未出现，在《说文解字注》中：

"健"，伉也，为强有力之意，后衍生为"善于、精力旺盛"，词例如健谈、健步如飞等。

"康"为"糠"之省作，原指谷物的皮壳，后衍生有"安宁、安乐、丰足、丰富、广大和身体强健"之意，词例如康宁、康乐、康年、康庄大道、康复等。最早与现代意义契合的健康二字出现在清代徐珂（1869—1928 年）的《清稗类钞·讥讽类》云："外人称我国为病夫国，闻者斥之，然有实例焉，未可幸免也。卫生之道不讲，欲求完全健康之人，百无一二，以是咸串朋好，书札往还，必以健康颂祷。而繁盛都会之商肆，医药独多，岂非病夫国之明证耶？"

由此可见，在中国传统文化中，健康的本意是指人体或国体的强壮之意。

（二）中国古代健康思想的发展

虽然中国古代没有健康二字组合的词，但早在春秋时期就有与之内涵相关的词——养生。

"养生"原出《管子》，又称"摄生"，它包含有养身和养心两个方面。前者亦可称为养形、摄身、摄形，犹今之保持身体健康、讲究生理卫生；后者亦可称为养神、摄心，犹今之保持心理健康，讲究心理卫生。

中国古代健康思想的发展，大致可以划分为四个阶段。

1. 萌芽阶段（先秦时期）

这个时期出现了我国历史上的第一个"百家争鸣"高潮，学术思想非常活跃。儒、墨、道、法诸家都涉及健康思想，尤其是《黄帝内经》。该书成书于秦汉之际，总结的是先秦时期我国人民的健康思想。

2. 充实阶段（秦汉至隋唐时期）

在这个阶段，出现诸多代表人物和著作，主要有张仲景《伤寒杂病论》、巢元方《诸病源候论》、孙思邈的《备急千金要方》和《千金翼方》。除了医家及其著作外，主要还有嵇康《养生论》、葛洪《抱朴子》、张湛《养生要集》、陶弘景《养性延命录》等。

3. 完善阶段（宋元时期）

在这个阶段中，中医学史上出现了金元四大家：刘河间（《素问玄机原病式》）、张子和（《儒门事亲》）、李杲（《脾胃论》和《内外伤辨惑论》）、朱丹溪（《格致余论》和《丹溪治法心要》）。此外，宋朝官方修纂的《圣济总录》、陈无择的《三因极一病证方论》等书中，亦含有不少健康知识。宋代的理学家的著作中，都有不少言论涉及健康思想。宋代养生学家蒲处贯的《保生要录》，其健康思想较为突出。

4. 普及阶段（明清时期）

这个时期的著作中，如万全的《养生四要》、王文禄的《医先》、高濂的《遵生八笺》、袁黄的《摄生三要》、陈继儒的《养生肤语》、胡文焕的《类修要诀》、曹慈山的《老老恒言》等都具代表性。此外，李时珍的《本草纲目》、张景岳的《类经》和《景岳全书》、王清任的《医林改错》等著作中，也蕴含有大量健康思想。

由上面简短的分析不难看出，我国古代蕴含在养生学中的健康思想，既丰富多彩，又源远流长。

(三)从身、心养护的角度认识健康

如前所述，健康有养生之意。而养生又包含了养身和养心两个方面，是中医所描述和定义的健康的外延。

1. 养生

养生为动词，亦可为名词，出自《庄子·养生主》。原指道家通过各种方法颐养生命、增强体质、预防疾病，从而达到延年益寿的一种医事活动。

养生一词的衍变，有以下几个方面的含义。

(1)保养生命，维持生计　汉·荀悦《申鉴·政体》："故在上者，先丰民财以定其志，帝耕籍田，后桑蚕宫，国无游民，野无荒业，财不虚用，力不妄加，以周民事，是谓养生。"唐·韩愈《与李翱书》："仆之家本穷空，重遇攻劫，衣服无所得，养生之具无所有。"田北湖《论文章源流》："夫鸟兽杂处，角力以养生。"

(2)摄养身心使长寿　《庄子·养生主》："文惠君曰，善哉！吾闻庖丁之言，得养生焉。"宋·陆游《斋居纪事》："食罢，行五十七步，然后解襟襦带，低枕少卧，此养生最急事也。"清·袁枚《随园诗话》卷二："同年储梅夫宗丞，能养生，七十而有婴儿之色。"

(3)畜养生物　宋·司马光《涑水记闻》卷十四："赵阅道为人清素，好养生，知成都，独与一道人及大龟偕行。"

(4)驻扎在物产丰富、便于生活之处　《孙子兵法·行军》："凡军好高而恶下，贵阳而贱阴，养生而处实，军无百疾，是谓必胜。"张预注："养生，谓就善水草放牧也；处实，谓倚隆高之地以居也。”

（5）生育　《史记·日者列传》："而以义置数十百钱，病者或以愈，且死或以生，患或以免，事或以成，嫁子娶妇或以养生，此之为德，岂直数十百钱哉！"鲁迅《集外集拾遗补编·娘儿们也不行》："养生得太多了，就有人满之患"。

（6）奉养父母　《孟子·离娄下》："养生者不足以当大事，惟送死可以当大事。"焦循正义："孝子事亲致养，未足以为大事，送终加礼，则为能奉大事也。"汉·董仲舒《春秋繁露·五行之义》："圣人知之，故多其爱而少严，厚养生而谨送终，就天之制也。"清·百一居士《壶天录》卷上："送死养生，立后继绝。"

（7）养"生生之气"　《黄帝内经》提到，一年四季，春夏秋冬，自然界的阳气运行状态分别有着"生、长、收、藏"的特点，所以春天要懂得养"生"气，夏天要懂得养"长"气，秋天要懂得"收"气，冬天要懂得"藏"气。

由此可见，养为调养、保养、补养之意；生即生命、生存、生长之意。现代意义的"养生"之意则衍生为根据人的生命过程规律主动进行物质与精神的身心养护活动。保养，是指遵循生命法则，通过适度运动，加之外在护理等手段，让身体功能及外在皮肤得以休养生息，恢复应有功能，这是养生的第一层面；涵养，是指开阔视野、通达心胸、广闻博见，通过对自身的道德和素质的修炼和提升，让身心得到一种静养与修为，从而达到修心修神的目的；滋养，是指通过适时适地适人，遵循天地四时之规律，调配合宜食疗，以滋养调理周身，达到治未病而延年的目的。

2. 养身

又称摄生，保养身体。语出老子《道德经》："盖闻善摄生者，陆行不遇兕虎，入军不被兵甲。"身，此作身体解；摄，为吸取，摄取之意。故养身即保养身体，维持生命，现在也有将非亲生儿童抚养大的含义。老子在《道德经》中说："天下皆知美之为美，斯恶已；皆知善之为善，斯不善已。故有无相生，难易相成，长短相刑，高下相盈，音声相和，先后相随，恒也。是以圣人居无为之事，行不言之教。万物作焉而不辞，生而不有，为而不恃，功成而不居，夫唯不居，是以不去。"谢灵运《石壁精舍还湖中作》诗："寄言摄生客，试用此道推。"唐·白居易《病中作》诗："久为劳生事，不学摄生道。"王西彦《静水里的鱼》："虽然这样，乡村恬静的生活，究竟比外面困顿奔波的情形更适宜于摄生养性。"晋·左思《吴都赋》："土壤不足以摄生，山川不足以周卫。"

3. 养心

本意为保护心脏，现引申心理恬淡、平衡，保持平静、乐观豁达、凝神自娱的心境与性情。孟子说："养心莫善于寡欲。其为人也寡欲，虽有不存焉者，寡矣。其为人也多欲，虽有存焉者，寡矣。"古人认为常保持心理平衡的人五脏淳厚，气血匀和，阴平阳秘，所以能健康长寿。后来也把养心内涵外延至积善成德。庄子说，有修养的人"平易恬淡，则忧患不能入，邪气不能袭"。管子言："人能正静，皮肤裕宽，耳目聪明，筋信而骨强。"《左传》载"有德则乐，乐则能久"。孔子精辟指出："大德必得其寿。"唐代大医孙思邈则认为"德行不克，纵服玉液金丹，未能延寿""道德日全者，不祈善而有福，不求寿而自延，此养生之大旨也。"相反，德劣者往往病多寿短。巴西一位学者经三十年研究发现，有贪污受贿罪行的人，癌症、心脏病、脑出血发病率远远高于正常人群。可见，道德修养不仅是品质的要求，而且是养生的手段。

4. 养神

中医认为，神是身体健康的标志之一。养神的意思是把心里的各种杂念清扫出去，使身体不受到人为意识影响，让身体回归自然的这个过程，中国古人称之为养神。养神在此作动词解，意指使自己的身体与心理处于平静状态，排除杂念，静心守神不胡思乱想，以此来恢复精神和体力。

二、西医对健康的认识

早期的西医不定义健康，但通过对疾病的定义反证式地认识和描述健康，最终形成一个庞大的科学的学科体系。在西医的理论中，"无病"就是健康。"我是谁？我从哪里来？将往何处去？"是西方哲学的核心命题，西医正是在对疾病的状态、疾病的成因以及疾病的变化规律的认知与阐述中，逐渐形成对健康的定义。

按照社会发展的历史脉络，西方传统文化对健康的认识有以下几种代表性学说。

（一）用体液平衡说明健康

体液本意指人体内的任何液体。在古代希腊医学中，体液的概念衍化为特指人体内管腔中流动着的各种躯体液体。体液平衡学说是西医发展早期对疾病与健康关系的认识。

1. 体液学说的基本观点

体液学说认为：体内各种营养物质在肝中产生的各种液体总称为体液，分为胆液质、血液质、黏液质和黑胆质四种。它们贯穿于整个人生，在体内自然形成，对健康和疾病起很大的作用。它们在体内不断地消耗，又不断地产生，保持着一定的平衡状态。但四种体液之间的平衡是相对的，属性之间的对立（矛盾）是绝对的。四种体液分为正常体液和异常体液两大类。正常体液系指保持原有的自然状态，为人体正常的生命活动提供活力，并适合于该人气质的体液；异常体液则系指超出了肝脏产生体液的正常状态，并且在数量、质量上有了变化，对人体无利或有害的体液。

2. 体液学说对健康的阐释

体液学说的代表人物是希波克拉底和盖伦。他们认为人有四种类型的体液，不同体液间存在竞争性和性质的多态性。健康取决于体液的平衡，疾病是体液失调的结果。四种体液配合正常，人就健康。在体液持续流动中，一个轻微的变化，过多或缺乏都可能导致机体平衡紊乱而产生疾病，体液的迁移决定了疾病的位置。季节、气候、不适当饮食、外伤、疲劳等因素都可对体液产生明显的影响。由于机体每个器官或每种疾病以及每种药物都具有冷、热、干、湿的特性，所以在疾病治疗中可以采用对抗治疗的原则，以帮助患者恢复体液平衡。

希波克拉底写道："人应该知道，我们的快乐、喜悦、欢笑和玩笑以及我们的悲伤、痛苦、哀伤和眼泪都来自大脑，而且只来自大脑——我们经历这些东西皆因罹病的大脑，因为这时候，它处于不正常的高热状态、寒冷状态、潮湿或者干燥状态——疯狂即来自它的潮湿状态。当大脑处于不正常的潮湿状态时，它会因为需要而移动，当它移动的时候，视力和听觉都不能够安定下来，我们听到的和看到的一会儿是这个，一会儿又变成那个，可是，当大脑处于安静状态的时候，一个人就会变得正常起来。"

3. 体液学说对西医的影响

希波克拉底的体液学说最初是为了抵制当时流行的"神赐疾

病说"——即认为疾病来源于众神的旨意，无须医治也无法治愈。希波克拉底批驳了这种谬论，他认为人体的生物学基础会影响性格和精神健康。而在此之前，从来没有人用"人体内物质的变化"来解释人的精神世界。体液学说从"物"的视角观点揭示体液与身体健康的密切关联，使医学从"神学"中脱离出来。在科学对健康尚未做出合理的解释之前，这种"体液理论"在较为漫长的时间里占据着主导地位。希波克拉底至今仍被尊为西方医学之父。

希波克拉底的体液学说不只是一种医学理论，也是一种心理学理论。在《论人的本性》一书中，他认为不但身体状况，就连人的"气质"和"性格"也是由体液来决定的，正是由于四种体液在人体内的比例不同，人有了四种不尽相同的气质类型：血液占人体比例最高的人，性格比较热情活泼，但是比较反复无常，做事粗心且浮躁，称作多血质；黑胆汁占人体比例最高的人，性格比较敏感忧郁，容易伤春悲秋，但是往往会有比较高的文艺才华，称作抑郁质；黏液占人体比例最高的人，性格比较冷静，不容易出现情绪起伏，称作黏液质；黄胆汁占人体比例最高的人比较直爽暴躁，精力旺盛且不易疲劳，称作胆汁质。

体液学说在希波克拉底之后的西方世界，一直经久不衰，即到18世纪才被更为精确的解剖学事实所证伪。然而，他所归纳出的四种人格特征一直流传到了今天，残存在人们的口头语中直到现在还被不断提及。俄国伟大的生理学家、现代心理学的奠基人之一巴甫洛夫在自己"虐狗实验"的基础上发展出了人和动物的高级神经活动类型理论，他认为人有"兴奋"和"抑制"两种基本神经过程，这两种神经过程又具有强度、平衡性和灵活性3种属性。它们的不同结合可以构成多种神经类型，但最常见的有4种：弱型、强而不平衡型、强而平衡灵活型、强而平衡惰性型。而这四种神经类型，也可以完美对应于希波克拉底体液学说中的4种气质：抑郁质、胆汁质、多血质、黏液质！

（二）从人体结构及其相互关系阐释健康

文艺复兴是欧洲文化与思想发展中的一个重要时期，这一时期代表人物的功绩在于同中世纪的封建教会统治做了积极的斗争。他们肯定人生快乐，推崇个性，主张以个人为中心，一切为了个人的利益，以此来反对封建的文化和宗教的统治。这一文化上的新派别被称为人文主义，其总的口号是"我是人，人的一切我应该了解"。这样的社会文化对医学也产生了重要的影响。在这一时期的西医从人体结构及其相互关系来阐释健康。

1. 从人体结构认识健康

文艺复兴时期最著名的代表人物是达·芬奇。他既是一位艺术家，同时也是出色的诗人、工程师、建筑师、物理学家、地质学家和解剖学家。借助烛光，他先后绘制了近1000幅解剖图，留下了一系列对人体结构及功能所做的惊人笔记及素描，堪称艺术与解剖的完美结合。与中世纪那些医生提供的粗糙和不精确的绘画相比，达·芬奇描绘的人体解剖图，随着透视画法、几何学和人体比例的深入研究，达到了完美的程度。解剖学在达·芬奇的画笔下重获新生。1570年，解剖学第一次与外科学分离而成为独立的学科进行教学。

解剖学的建立，意味着西方医学以精细化的视角对人体进行系统性与全面性的审视，从而对健康人体给出最基本的定义：健康的人拥有完整的、统一的结构。

对健康人体结构的认识，也许是将肢体残缺的人被称为残疾人的原因，意即人体如果有残缺，就是有疾病的人而不是健康人。这种对健康的认识是浅层次而片面的。

作家毕淑敏讲过一个故事：第一次上人体解剖课的时候，最惊讶的是那些尸体上肌肉的起止点，居然和书上写的一模一样。我问老医生，有没有不这样长的肌肉呢？老医生说，他做过几千例手术了，都差不多，几乎没有例外。那一刻，我感到很失望，原来在千姿百态的衣物之下，人体居然这样整齐划一……

由此可见，人和人可能有差异，但这种差异从解剖学的角度来说并不大。如果某个人不健康，就意味着其机体的完整性发生了变化。曾经有相当长的时期，人们将肢体残缺的人称为"残疾人"，从本意上就将这类人视作了患者而不是健康人；但有些躯体完整而行为上出现异常，从解剖学上说是健康人，实际上却是实实在在的患者。解剖学从形态学意义上的健康定义没有把健康是"活着的"有"生命"的内涵概括进去。按照这个逻辑，死人也可能能够有完整齐全的身体结构，但将死人界定为健康显然是荒谬的。可见仅仅从解剖学的角度来认识健康相当局限。

当然，现代解剖学也有长足的发展，过去有些没有在解剖学上找到证据的疾病，现代借助科技的手段也能够从解剖学上找到机体损伤的依据。例如人体正常的红细胞为双面凹的圆饼状，边缘较厚，而中间较薄，直径通常是 $6\sim8\mu m$。因遗传或营养缺乏等各种因素造成的贫血，红细胞在形态上都有相应的变化，缺乏叶酸及维生素 B_{12} 所致的巨幼细胞性贫血，红细胞可达 $15\mu m$ 以上，为巨幼红细胞。此外，红细胞还有球形、椭圆形、镰刀形等畸变，都是诊断各种贫血的重要依据。

2. 从人体各系统的关系认识健康

十七世纪以后，培根、笛卡尔把科学与哲学分开来，将观察或经验事实与思辨推理区分开来。培根强调"获得真正的知识，一是需要不带成见，二是需要正确的方法论。一切科学知识都必须从不带偏见的观察开始。"笛卡尔认为："人的身体是一部精细的机械，从宏观到微观，所有物体无一不是可用机械原理来阐明。"把人作为一个机器来研究，一点点搞清人的各部分结构、各器官功能，是一次革命性的飞跃。笛卡尔提出的精神与身体分离的思想，奠定了近代医学的基石。

机械论就是运用机械运动的原理诠释人体各系统的能力，并通过实验的方法验证这种功能。哈维就用物理实验的方法来研究血液，从而提出了血液循环理论。指出全身的血液是由心脏类似泵的作用推动血液通过血管系统进行循环的。这个理论使医学摆脱了蒙昧主义，开辟了人类进一步认识人体构造并以实验方法推理和验证人体各系统功能、机制的新纪元，也标志着生理学成为一门新的医学基础科学。

机械论使人们在解剖学的基础上，从组织、器官功能及其相互关系的视角认识健康，从而将疾病定义为功能不齐全或功能不协调所导致的现象，把运动、动态等"活"的概念导入到健康的定义中，为人们认识健康提供了"动态"的视角，是在解剖学物理解构和静态视角上认识健康的创新与发展。

（三）从导致疾病的因素认识健康

由于十八世纪病理解剖学的建立，人类找到了部分疾病原因和人体内部器官病理改变之间的关系，从而学会了从病因上阐述疾病，因而也将健康的定义予以拓展，认为只有在排除了病因的条件下才能定义健康。

人类应用微生物的历史比认识传染病的历史要长很多。从古到今，传染病一直是威胁人类健康的最严重的疾病之一。十九世纪，对微生物学作出奠基性贡献的生物学家巴斯德，则找到了外部原因对人体疾病的影响。巴斯德的功绩主要是：阐明了发酵和有机物腐败的原理，将细菌与传染病联系起来，并开创了人工疫苗的研制方法。德国细菌学家科赫则在细菌学研究的手段与方法上作出了突破性的贡献，首创了在玻璃片上制备干细胞膜染色方法，使细菌标本资料能够保存积累，发现、分离、鉴定了许多细菌，特别是发现了结核杆菌并证明了人类的结核病由结核杆菌感染所致，并发现了霍乱弧菌且成功地找到了霍乱交叉感染的途径和有效的控制方法。

细菌学的发展进一步丰富了人们对病因的认识。在与传染病抗争的过程中，人们通常采用杀灭或抑制病原菌的原则与方法治疗传染病并取得了显著成效，这种成功的经验在事实上巩固了西医临床治则的基本思路，强化了健康作为疾病的对立面，只有消除疾病才是健康的对抗性思维模式。这样的发展轨迹决定了西医哲学体系的形态，影响着西医对健康、疾病的理念和处置的基本原则。

三、不同医学模式对健康的定义

体液平衡学说、解剖学、机械论、病因学说是西医发展早期从不同角度对健康的认识。解剖学与生理学是西医科学体系中的重要组成部分，是西医理论中最基础的学科。直到今日，这两门学科仍然是医学生必学的，而且通常是最早学习的课程，是医学生入门的必由路径。解剖学与生理学的价值还在于建立了人的生物模型，并以此定义人这种生物与其他物种间的差异，但在人与人之间的差异性方面，解剖学与生理学的诠释完全不够。

随着医学科学的发展，不同学科互相印证与相互交融，逐渐形成了一个庞大的医学体系，因为该体系的建构方式不同从而产生了不同的医学模式。不同医学模式对健康的定义也是不断发展的。

（一）医学模式的含义及其意义

1. 医学模式的含义

医学模式是人们考虑和研究医学问题时所遵循的总的原则和总的出发点，也就是人们从总体上认识健康和疾病以及相互转化的哲学观点，包括健康观、疾病观、诊断观、治疗观等，影响着某一时期整个医学工作的思维及行为方式，从而使医学带有一定的倾向性、习惯化了的风格和特征。不同医学模式对健康的认识和定义，折射出不同时期人类对健康的认识。

2. 医学模式的意义

医学模式是一种关于医学整体的概念模式，它是指人们的医学观和医学思维方式以及医疗卫生体制结构，是人们对人类生命、健康和疾病的根本观点和总看法，也是各个历史时期具体医疗活动和医学研究活动的总指导原则[1]。其形成和演变是一个历史过程，不仅同医学自身的发展密切相关，而且与社会政治经济、科学、科技、文化密切相关。它是由各个时期医学发展水平、医学研究的主要方法和思维方式决定的，与各个时期社会、经济和科学发展的总体状况及哲学思想紧密联系。它形成以后，又反过来对各个时期的医学研究、医疗卫生工作、临床诊治及医学教育产生强大的推动作用，成为其指导思想和工作方针的理论基础。

（二）不同医学模式下健康的定义及发展

医学包括认识和实践两个方面，所以医学模式也就包括医学认知模式和医学行为模式。医学认知模式是指一定历史时期人们对医学自身的认识，即医学认识论；医学行为模式是指一定历史时期人们的医药实践活动的行为范式，即医学方法论。医学模式是从实践中抽象出来的理论概念，常用语言文字或图像表示。医学模式一经形成，便会成为医学实践的指导，例如各种疾病处置的规范和指南。

随着医学认知技术与认知水平的发展，医学研究从宏观进入微观，对人体结构的认识已进入分子水平，使解剖学、生理学、病理学等医学基础学科快速发展。医学模式逐渐从神灵主义医学模式演变发展成为现代生物-心理-社会医学模式，从而导致人们对健康的定义也发生了改变。

1. 神灵主义医学模式

神灵主义医学模式的核心观点是神造就了一切，包括人与人的健康。健康是神灵所恩赐的、赋予的，如果人违背了神灵的意志，就会遭受神的处罚，神灵就会让这个人得病；或者是由于邪恶的超自然力量对人的侵犯也会使人得病。

在神灵主义医学模式下，健康与个人、社会没有关系，而完全由神来决定。这种观念导致人在得病后不是借助药物的作用治疗疾病，而是求"神"给予恩典或借助神的力量驱除邪恶，使人恢复健康。在现代医疗技术相对落后的地区，还有人使用巫术等手段，借助消除邪恶的"超自然"力量来"治疗"疾病。有些人试图通过行善积德来预防疾病、保持健康。这种模式多存在于医学尚未充分发展的阶段以及宗教较为盛行的地区，至今在各种宗教教义中仍可见到类似的阐述。

2. 机械论医学模式

机械论医学模式是以机械论的观点和方法来观察和解决健康与

疾病的医学模式。这种模式使人们逐渐产生一种观念，认为人体不过是一部精密的机器，疾病就是因为这部机器的某个部件失灵造成的，医生的工作就是对出现故障和失灵的部件进行修补和完善。这种医学模式用机械运动解释生命与健康，把疾病比作机械故障，把治疗疾病比拟为维修机器。

机械论医学模式在西医发展早期，对研究和阐述人体各系统的工作机制起了重要作用，而且对当今人的健康意识仍有影响。例如有些老年人会自嘲自己老了，这部机器也不中用了等，就是机械论医学模式对健康的认识在人们日常生活中的折射。

3. 生物医学模式

19世纪以来，随着哈维的实验生理学和魏尔啸的细胞病理学的出现，以及解剖学、生理学、微生物学和免疫学等生物科学体系的形成，加上外科方面消毒和麻醉技术的出现，为将人作为"人体机器"的观点注入了新的研究成果，于是生物医学模式诞生了。

生物医学模式是建立在经典的西方医学基础之上尤其是细菌论基础之上的医学模式。这种模式从生物学的角度、用还原的方法来分析人和研究人，重视疾病的生物学因素，并用该理论来解释、诊断、治疗和预防疾病，用以指导健康保健制度的制定，被称为生物医学模式。

生物医学模式是在机械论的基础上，通过实验实证的方法对人这种生物进行研究，对照人体在正常状态与异常状态下各项检测指标的差异而阐释健康。其基本特征是把人看作单纯的生物或是一种生物机器，注重人的生物学指标的测量，但忽视患者的心理、行为和社会性。生物医学模式认为任何疾病（包括精神病）都能用生物机制的紊乱来解释，都可以在器官、组织和生物大分子上找到形态、结构和生物指标的特定变化，把健康单纯地理解为"无病、无残、无伤"。在这种健康概念的引领下，医生在诊治疾病时，总是试图在器官、细胞或生物大分子上寻找形态上、生物化学指标数据上的变化。在临床上重视疾病的治疗而忽视了疾病的预防，忽视生理、病理、心理和社会因素的相互作用对健康和疾病的影响，强调了健康的某些方面或维度，却忽视了整体健康。

4. 自然哲学医学模式与社会医学

自然哲学医学模式是用以自然哲学理论为基础的思维方式来解释健康和疾病的医学模式，是一种朴素的整体医学观。主要观点是：体液的失衡是疾病产生的原因，是中医所说的阴阳失衡是主因，人具有"自然痊愈力"，医生帮助体内的"自然痊愈力"，崇尚自然疗法，是一种朴素的唯物辩证法。这种医学模式具有直观性、朴素性，是经验医学的产物。

19 世纪末，人们已经认识到传染病的流行是对人类健康的共同威胁，公共卫生事业的成功需要融合国际社会的团结协作。社会医学从卫生学中独立出来，成为一门新的学科，其目的是研究社会人群的健康状况、患病率和死亡率的影响因素，以及同社会因素的关系。社会医学之父——法国医生盖林把社会医学看成当时卫生改革中最重要的一个问题，号召医生自觉地运用社会医学的观点去观察和解决社会的卫生问题。

5. 生物-心理-社会医学模式

"生物-心理-社会医学模式"理论是当代医学哲学的经典命题。这一思想源于 20 世纪西方精神病学领域的折中主义思潮，以阿道夫·梅耶的"精神生物学"理论为开端，经由罗伊·格林科的创造性论述，最终因乔治·恩格尔的系统阐述而广为人知。恩格尔在其著名文献中分析了"生物医学模式"的内涵、哲学基础及其实践缺点，并据此提出了"生物-心理-社会医学模式"的构想。新的模式以系统论为方法基础，主张从"人"的层级来整体考虑疾病的诊断和治疗问题。恩格尔的理论对于临床实践、医学研究和医学教育产生了重要影响。

生物-心理-社会医学模式克服了把"健康"视作"没有疾病"的生物医学之狭隘，将健康扩展到躯体、精神和社会领域。

（三）当今健康的定义与标准

1947 年，世界卫生组织（WTO）把健康定义为：一个人生理上、心理上和社会上的完好状态，而不仅是没有疾病或虚弱[2]。并据此定义了健康的 10 条标准。

（1）充沛的精力，能从容不迫地担负日常生活和繁重的工作而不感到过分紧张和疲劳。

（2）处世乐观，态度积极，乐于承担责任，事无大小，不挑剔。

（3）善于休息，睡眠好。

（4）应变能力强，适应外界环境中的各种变化。

（5）能够抵御一般感冒和传染病。

（6）体重适当，身体匀称，站立时头、肩位置协调。

（7）眼睛明亮，反应敏捷，眼睑不发炎。

（8）牙齿清洁，无龋齿，不疼痛，牙颜色正常，无出血现象。

（9）头发有光泽，无头屑。

（10）肌肉丰满，皮肤有弹性。

第二节　健康的认识调查

为了解目前人们对健康的认识，我们在广西部分地区通过问卷形式对不同人员进行了调查，调查回收有效问卷 3520 份，被调查人员的基本情况如下。

性别分布相近，男性占 52％，女性占 48％（图 1-1）。

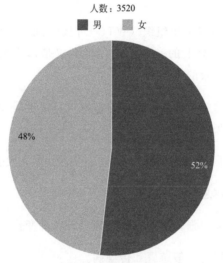

人数：3520

图 1-1　性别比例

被调查人群分布各年龄阶段，其中以 15～24 岁的青壮年居多，共 1381 人（39％），老年人群相对较少（图 1-2）。民族以汉族（64％）和壮族（30％）为主，还包括广西地区的瑶族、苗族、侗族等少数民族（图 1-3）。

被调查人员的职业有农民、工人、公务员、医务人员、学生、教师等，其中学生（35％）和农民（28％）占比较大（图 1-4）。

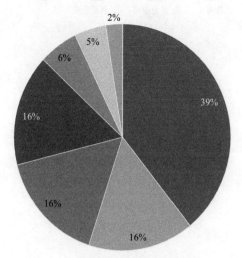

图 1-2　年龄分布

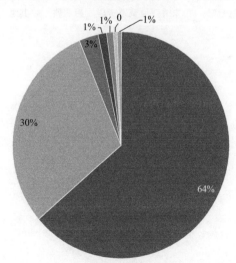

图 1-3　民族分布

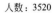

人数：3520

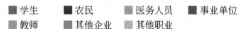

■学生　■农民　▨医务人员　▨事业单位
▨教师　▨其他企业　▨其他职业

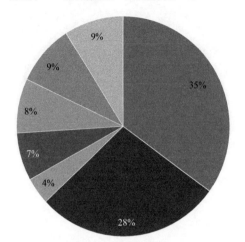

35%

28%

4%

7%

8%

9%

9%

图 1-4　职业分布

受调查者的婚姻状况及慢性病家族史情况见图 1-5、图 1-6。

人数：3520

■已婚　▨未婚　▨离婚/分居　■丧偶　▨其他

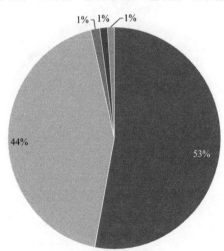

1%　1%　1%

44%

53%

图 1-5　婚姻状况

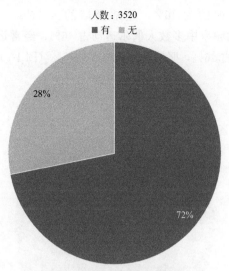

人数：3520
■ 有 ■ 无

28%

72%

图 1-6　是否有慢性病家族史

被调查者的日常生活行为中，无饮酒习惯的占 57%，偶尔饮酒的为 32%，嗜酒者为 2%，经常饮酒者为 9%（图 1-7）。无吸烟习惯的占

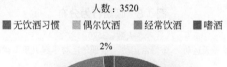

人数：3520
■ 无饮酒习惯 ■ 偶尔饮酒 ■ 经常饮酒 ■ 嗜酒

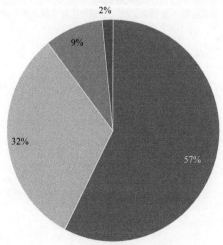

2%

9%

32%

57%

图 1-7　饮酒行为分布

71%，偶尔吸烟的为 16%，经常吸烟的为 11%，嗜烟的为 2%（图 1-8）。运动频率中多数人偶尔运动占 46%，经常运动的占 23%，几乎不运动的占 16%，坚持每天运动的占 15%（图 1-9）。

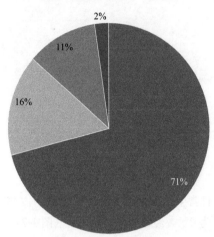

图 1-8　吸烟行为分布

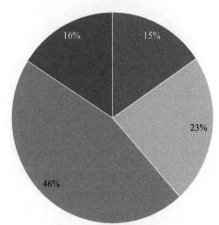

图 1-9　运动行为分布

被调查者中文化程度为大专/本科的占 41％，文化程度为小学、初中和高中（包括职高、中专）的分布比较均衡，硕士及以上的较少，占 2％（图 1-10）。多数人的月收入为 3000 元以下占 67％，月收入 5000 元以上的占 10％（图 1-11）。被调查者中 90％ 的人无宗教信仰（图 1-12）。

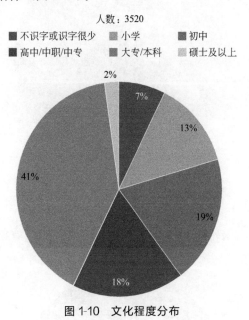

人数：3520

■ 不识字或识字很少　　■ 小学　　■ 初中
■ 高中/中职/中专　　■ 大专/本科　　■ 硕士及以上

图 1-10　文化程度分布

将个人对"健康"的理解分为"身体没有疾病""心理没有疾病"和"身体和心理都无疾病""不清楚"4 个不同的选项，被调查者认为健康是身体和心理都无疾病的男性占 69.8％，女性为 64.7％，表明对健康的理解在性别中差异不显著，说明现代绝大部分的人对"健康"的认识与 WHO 的定义接近（图 1-13）。但在不同年龄阶段，小于 55 岁的不同年龄段选"身体和心理都无疾病"的人数显著多于"身体没有疾病"，而大于 55 岁的不同年龄段的结果与之相反，表明年龄是影响"健康观"的重要因素。在不同的职业中，仅农民中选择"身体没有疾病"的人数稍高于选择"身体和心理都无疾病"的人数，其余职业均多数人选择"身体和心理都无疾病"。

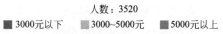

人数：3520

■ 3000元以下　■ 3000~5000元　■ 5000元以上

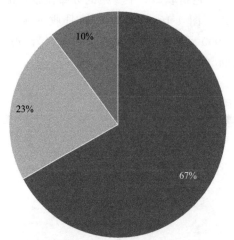

图 1-11　收入分布

人数：3520

■ 无宗教信仰　■ 佛教　■ 伊斯兰教　■ 道教　■ 基督教

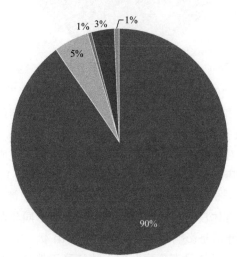

图 1-12　宗教信仰

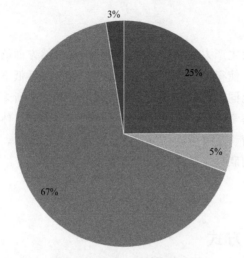

总人数：3520

■ 身体没有疾病（876）　　　 ■ 心理没有疾病（199）
■ 身体和心理都无疾病（2351）　 ■ 不清楚（94）

3%

25%

5%

67%

图 1-13　现代人对健康的认识

　　综上所述可知，在被调查的人群中，典型职业类别、学历均有
所涉及，且男女比例相对均衡，调查结果有一定代表性和参考
价值。

　　从调查结果可知，公众对身体疾病与心理疾病已经有比较普遍
的认知，但对健康状态下的生活行为的认识还有待改善。尽管调查
数据中嗜酒、嗜烟的人数比例虽然不足 2 个百分点，但因我国为人
口大国，嗜酒、嗜烟者的人数依然庞大，烟酒影响健康的风险仍不
容忽视。而有良好运动习惯的比例与几乎不运动的人数比例相当，
均达到 15 个百分点以上近 16 个百分点，绝大多数人仅仅是偶尔运
动一下，不足以呈现运动对健康的维护与促进作用，说明运动的行
为习惯在民众中还没有成为良好的自我激励机制，运动在民众中还
没有成为日常生活的重要组成部分，如何养成运动习惯从而维护健
康还需要更多、更有效的宣传与教育。

第三节　影响健康的因素

伴随社会生产力发展，人类控制和利用自然方面的能力具有了长足的进步，使得影响人类健康的贫困、生活条件低下等原因逐步减少。但与此同时，紧张的社会生活环境带来了前所未有的心理挑战。在临床医学范畴，人已经由一个单纯的生物有机体变成一个有思想、有感情、从事劳动、过着社会生活的社会成员，与社会各个方面有着密切联系。影响健康的因素也日益复杂。

一、生活方式

"生活方式"一词本来只是一个普通的日常用语，后来在卡尔·马克思、弗里德里希·恩格斯的著作中，将生活方式与生产方式作为相关范畴提出，并且认为生产方式决定了生活方式，生活方式也因此被赋予了重要的学术内涵。在《德意志意识形态》一书中，马克思、恩格斯写道："人们用以生产自己必需的生活资料的方式，首先取决于他们得到的现成的和需要再生产的生活资料本身的特性。这种生产方式不仅应当从它是个人肉体存在的再生产这方面来加以考察，它在更大程度上是这些个人的一定的活动方式、表现他们生活的一定形式、他们的一定的生活方式。"

德国社会学家马克斯·韦伯也在《经济与社会》一书中对生活方式的定义进行了讨论。韦伯的观点是：生活方式取决于人们消费什么，而不是他们生产什么。一个地位群体，即通常所说的社会阶层，是指一群人，他们有相似的物质状况、声望、受教育程度和政治影响力，同一地位群体的成员会有相似的生活方式。当然，这个价值判断也就意味着，不同的地位群体之间会有不同的生活方式。这种观点被广泛用于健康生活方式的讨论。

威廉·考克汉姆指出：健康生活方式是指健康相关行为的集体模式，这一模式建立在人们对现有可能性的选择之上——其依据是他们对健康生活方式的选择。对大多数人来说，与健康相关的生活方式会由在食物、锻炼、体检、休闲、个人卫生，以及事故风险、生活和工作压力、吸烟、酒精和药物滥用等生活中的选择和习惯构成。生活习惯与习性则是人们在日常生活中，持续性、经常性的行为或偏好，包括饮食、运动、睡眠及特殊嗜好如吸烟、饮酒等。

（一）饮食与健康

饮食是人类生存的物质基础，能够正常地饮食也是生命特征之一。科学的饮食是维持健康必不可少的要素，不良的饮食行为与方式将使饮食结构错位，导致营养不均衡而危害人体健康。

1. 不良饮食嗜好

健康的饮食讲究的是品种多样以保证营养均衡及供需平衡。不良饮食嗜好则会破坏这种平衡而影响健康。

（1）偏爱甜食　甜食的热能值较高，热能超量则会导致肥胖。肥胖能造成器官功能及代谢障碍，对儿童的影响后果更为严重。儿童时期肥胖多为脂肪细胞数量增多，较脂肪细胞体积增大型肥胖更难治疗。肥胖发生年龄越小、肥胖史越长，成年后导致糖尿病、高血压、高血脂、冠心病的危险性越大。长期过多摄入甜食，机体要消耗大量维生素 B_1 加速对糖的分解。维生素 B_1 供给不充足时，乳酸、酮酸等代谢产物蓄积于脑组织中，可使人情绪异常，晚上不能入睡，学生注意力不集中、多动，成人易发生脑疲劳等亚健康状态。另外，致病细菌利用口腔中的蔗糖或其他糖类作为底物合成细胞外多糖，并产生酸类物质，造成牙齿脱钙而导致龋齿。

（2）饮食过咸　长期高浓度盐的饮食能引发许多疾病，如心血管疾病、胃炎、消化性溃疡等。日本学者以130例胃炎、消化性溃疡患者和140例无肠胃疾病史的人群作为研究对象，对他们的饮食习惯及食盐消耗量进行详细调查。结果表明，食盐摄入量高水平组患胃炎、消化性溃疡的危险性是低水平组的5.36倍。高盐饮食不仅因渗透压高可直接损害胃黏膜，还能使胃酸减少，抑制前列腺素E2的合成。前列腺素E2具有提高黏膜抵抗力的作用，合成减少会使黏膜易受各种因子的攻击产生损伤，发生胃炎、溃疡，甚至诱发胃癌。高钠饮食还会造成钙的额外丢失。此外高盐饮食与高血压、心力衰竭等相关。

（3）喜食零食　零食多为天然食物的加工制品，含各种添加剂，且口感较好。喜食零食使胃肠道始终处于兴奋状态，久之出现疲劳，影响消化液的分泌及胃肠道的蠕动，降低了对食物的消化吸收能力。多食零食还可抑制食欲，产生厌食情绪，尤其是儿童，食物摄入量偏低会影响其生长发育。经常食用含糖、脂肪过高的零食，还将影响人体热能的正常代谢。对全国786人进行生活饮食习惯和口腔问题的调查发现，口腔疾病与饮用碳酸饮料之间存在密切联系[3]。

（4）过多食用人工食品　市场上的人工加工食品很多。与天然食品、新鲜食品相比，加工食品普遍存在热量过高、营养素不全等问题，加之食品中人工添加剂过多，人工饲养动物成熟期短、营养成分偏缺，造成很多人体重要的营养素缺乏和肥胖症增多，机体的代谢功能紊乱。

（5）盲目迷信、采食天然食材　有些人自我安全防护意识不足，对食品安全性认识有偏差，认为天然的食品就是安全的，所以习惯在野外或者公园、旅游景区等公共场所采集野菜食用，这种行为的潜在危险在于对天然食材的鉴别能力不足可能导致误食中毒，如每年都有误采误食毒蘑菇的事件发生，或者因公共场所出于养护需要而喷洒杀虫剂、除草剂等可能导致中毒，有些食材还可能对不同体质的人造成过敏等。有些手工加工食品还可能出于工艺、卫生等原因，实际的安全性还不如企业大生产加工的食品，如有一段时间，流行自己购买花生压榨花生油食用，由于花生极易污染黄曲霉而产生强致癌物质，自行加工的花生油没有消除此物质的工艺，故长期食用自榨花生油存在黄曲霉素中毒的风险。

2. 不良饮食方式

因各种因素的影响，有些人可能对饮食方式的选择有失偏颇，或者对饮食方式管理失控而影响健康。例如：

（1）素食与偏食　长期素食者，膳食中蛋白质的质量不高，维生素 A、钙、铁供给不足，易出现营养缺乏症；偏食动物性食品、精加工食品或方便食品，易缺乏膳食纤维、维生素 C 等，诱发高血脂、癌症等。

（2）节食与暴食　节食与暴食的结果是使食物的摄入量与机体的需求不相符。长期过度节食者营养素摄入量过低，从而造成机体抵抗力下降，体重减轻，易出现营养缺乏症。因此不提倡通过节食方式来达到减肥目的。长期食物摄入过量，可引起营养过剩，体重增加；暴食脂类食物，易发生急性胰腺炎。

（3）盲目使用保健食品　保健食品不能代替正餐食品，仅是正餐以外的辅助食品，只适用于特殊人群，不加选择的食用或过分依赖，都会威胁健康。如过量食用鱼油制剂，会引起恶心、呕吐、腹泻等胃肠反应；补钙过量可引起关节疼痛、心律失常等。

（二）运动与健康

运动是影响人体健康的重要因素，坚持适宜的运动，可以改善人体各个系统的功能状况，提高机体的免疫力与适应能力，是增强体质、促进人体健康的基本措施。

1. 运动的健身作用

生命在于运动，健康必须锻炼。在运动过程中，机体将产生一系列适应性变化。但这一变化的结果可以是健身防病，也可能危害健康，其关键在于运动过程中应掌握好尺度。不同年龄、不同性别、不同体质的人，运动强度有一定的差别，应有一个大致的范围和一定的规律。例如，美国运动医学会近年来提出，保健运动适宜的运动负荷为个人最大负荷的 60% 左右，活动时间大体控制在 20～60 分钟。又如，对心肺功能的锻炼，美国学者库伯曾报道，运动强度在心脏每搏输出量最大时，对心脏锻炼效果最佳。

实验证明，人体在直立位，脉搏每分钟在 130 次左右时，每搏输出量最大。我国健身运动常用的运动强度公式是：180－年龄＝运动时的心率。在达到适宜心率后，要在此基础上至少保持 10 分钟才能有效。运动形式可多种多样，因人制宜，因健身的需要而变化。但健身活动以有氧代谢的运动项目较好。例如健身操、慢跑、爬山、游泳、跳绳、太极拳等运动项目，并要坚持长期锻炼，每周至少 3 次，方可达到良好的锻炼效果。适宜的运动不仅对增强体质、促进生长发育有积极的作用，而且还有助于培养勇敢顽强的意志品质，增强组织纪律性和集体主义精神。对中老年人，适宜的运动可提高心肺功能，预防和推迟退行性病变的发生，起到延缓衰老的作用。适宜运动对人体各个器官系统，都可产生很好的影响。

（1）对运动系统的影响　运动时，由于体内新陈代谢加强，血液循环加快，血流量增加，运动器官就可以获得充足的营养物质，而促进少年儿童的骨骼、肌肉的发育，表现为身高、体重、胸围的增长尤其显著。调查资料表明，经常参加体育锻炼的青少年，比同年龄不经常参加体育锻炼的青少年的身高平均高 3～5 厘米。

经常参加适宜运动可使骨骼的生长加强,骨皮质增厚,骨小梁增粗并排列整齐,骨骼长得更长、更粗、更坚固;能使关节囊、韧带和肌腱增厚,增加其弹性和伸展性,加大关节活动幅度,提高关节的灵活性;使肌肉中蛋白质等营养物质增加,使肌纤维增粗,肌肉横断面增大,肌肉变得粗壮结实,收缩力量加强。在神经系统的调节下,肌肉的工作更加准确、协调有力,而且灵活、迅速、耐久,工作效率明显提高。

(2) 对血液循环系统的影响 经常参加适宜运动,可使心肌发达,心动徐缓,心功能增强。力量素质的锻炼,特别有利于心肌壁厚度的增加;耐力素质的锻炼特别有利于心腔容积的加大。例如,有些少年运动员每分钟心跳由原来的每分钟 70~80 次减为 50~60 次。心跳缓慢说明其心肌发达,心肌收缩加强,每搏输出量增多。心脏能用较少的跳动次数去完成所需的工作量,心脏每次收缩后就有较长时间的休息,从而减轻心脏的负担。经过良好的锻炼,心脏有更大的潜力来适应大运动负荷的需要,完成繁重的任务,即使在剧烈运动中每分钟达到甚至超过 200 次的跳动也不会感到不适。当进行轻度运动时,每分钟心跳次数增加不多,运动后,恢复也较快。

经常参加体育锻炼的人,血管壁弹性较好,血压正常或较低。坚持锻炼可使因年龄增长而引起的血管弹性降低(硬化)的现象减弱或推迟出现。由于运动时肌肉不断地收缩和放松,促使静脉血液回流加快,有利于提高心脏功能。在运动的影响下,血液中的红细胞、白细胞增加。红细胞增加可提高运输氧气的能力,白细胞增加可增强身体抵抗疾病的能力,对少年儿童身体生长发育和中老年延缓衰老非常有益。

(3) 对呼吸系统的影响 人体在运动时,肌肉在活动过程中需要消耗大量的营养物质和氧气,同时产生很多的二氧化碳。这就要求呼吸器官加倍工作,排出二氧化碳,吸进新鲜氧气来满足身体的需要。经常锻炼，呼吸系统功能得到改善。首先是呼吸肌（膈肌、肋间肌以及胸、腹、背部其他肌肉）发达，胸围和呼吸肌增大。据统计，15～16 岁的运动员比同年龄的一般少年的胸围大 5～6 厘米。因此，经常从事体育锻炼可促进少年儿童呼吸功能的发展，使其呼吸肌力量增强，胸廓活动幅度加大，增大肺活量，加深呼吸深度。经常参加游泳的人，肺活量增加最明显。实验表明，13～16 岁少年的肺活量平均为 2600～3600 毫升。经过 4 个月有计划锻炼的少年肺活量平均增加 130 毫升，同时期没有参加有计划锻炼的少年平均只增加 20 毫升。

经常参加锻炼的人，在呼吸的深浅和频率上也有不同，一般人呼吸浅而快，每分钟 12～18 次，经常参加锻炼的人锻炼后呼吸加深，安静时每分钟呼吸次数可减到 8～12 次。这种深而慢的呼吸，既可以提高换气效率，又能使呼吸器官得到较长时间的休息，因此运动时不致因为紧张的活动而发生气喘，并且能适应剧烈运动的需要。

(4) 对神经系统的影响　运动时，在神经系统的调节下，需要动员人体各种功能来完成动作，而身体的各种活动，又反过来使神经系统得到锻炼。因此经常参加体育锻炼的人，神经系统的功能会逐步地得到提高，神经系统的兴奋性和灵活性得到改善，从而对外界刺激的反映更准确、迅速，对体内各器官的活动调节更灵活。神经系统的功能灵活性增强，又会促使运动能力进一步提高。神经系统的分化抑制能力和神经细胞的工作耐力提高后，不但易于较快地形成动作技能，正确掌握技术动作，并能持续进行较长时间的练习。

(5) 对改善大脑功能的影响　聪明与否与大脑功能密切相关。健身运动可以促进血液循环，使新陈代谢加快、呼吸量增加。其次，脑功能随着用脑时间和血糖浓度高低而变化，运动不仅可以增加胃肠蠕动，提高消化功能，还可使体内胰岛素正常工作，严格控制血液中的葡萄糖，使大脑处于亢奋状态，更好地发挥功能。

另外，健身运动能使人通过大量排汗而排毒。汗水可将体内的一些致癌物质包括锶、铅、苯、硫等及其他毒素排出体外。长期锻炼可使血液中的白细胞吞噬能力增强，提高免疫力，从而提高了机体抵抗外界不良环境的能力。例如，突然遇到寒冷时，能迅速使皮肤表层的血管收缩并增加体内新陈代谢的水平；在炎热环境中，能使身体迅速散热。当病菌侵入时，能很快地把体内各防御机制动员起来，抵御疾病。所以那些经常锻炼身体的人在气候突然变化时，很少患伤风感冒。

2. 缺乏运动对人体的影响

世界万物都是在不停地运动中不断地发生发展着。人体也是如此，机体时刻都在运动。通过有规律、不间断、合理的运动，能维持人体良好的功能状态，精力充沛地从事学习和工作，达到健康长寿的目的。缺乏运动或运动不足会给健康带来一定的不良影响，可导致体力下降，肌肉无力，还可能不同程度地影响生理功能状况，造成疾病的潜在危险。这种危害是一个慢性累积的过程，到了一定的时期或年龄阶段容易发病，疾病发展到一定的程度会形成不可逆的病理变化，最终会造成人的早病、早衰、早亡。

据调查，缺乏运动的人，易患各种疾病，例如神经衰弱、失眠、脊柱姿势性侧弯及驼背、腰部筋膜炎、腰肌劳损、习惯性便秘、消化不良、胃下垂、动脉粥样硬化、高血压病、低血压、冠心病等。在体质方面可造成身体适应性差、免疫功能低下，易患各种疾病。如果青少年时期缺乏运动，其危害会影响终身。

据近年来多次调查，我国"肥胖儿"越来越多，尽管儿童身体胖，但体力差，特别是耐力显著低下。另有报道，我国成年人患肥胖症、高血压病、糖尿病、冠心病、动脉粥样硬化的人数逐年增多，这些情况的出现，都与缺乏运动密切相关。

3. 运动与防病

长期不运动，是导致某些疾病的重要因素，适宜的运动，是提高机体免疫功能，增强对疾病的抵抗力，防病保健的重要措施。

（1）缺乏运动引起某些疾病的机制　缺乏运动或运动不足常常是直接或间接造成某些疾病的原因。在造成疾病之前，往往已经出现不同程度的生理功能下降或异常，最后导致某种或某些疾病的发生，在有些情况下可能造成严重的后果。

运动作用于人体时是一个应激因子，应激因子不断地对机体进行刺激，使机体产生一系列适应性变化，这种适应可提高机体系统的各种能力和水平，同时也可适应来自其他方面的刺激。若运动减少，可引起体质下降，健康水平降低，表现为运动不足的种种症状。例如，中老年人因缺乏运动，肌肉、关节、骨骼缺乏应有的刺激，使肌肉力量、速率、耐力下降，使得肌肉松弛、萎缩、关节无力，过早地出现骨与关节的退行性改变。由于人体关节内的透明软骨组织没有血管，是通过身体运动过程中的压迫、渗透来供给营养物质的，长期缺乏运动，通过渗透供给的营养物质水平降低，便会产生关节内的软骨组织萎缩，累及骨组织，造成骨质增生，最后出现关节部位疼、软、畸形、功能障碍，严重者则影响生活。

免疫能力是指机体抵御疾病的能力。运动对免疫力有一定的影响，系统的长期适宜运动可使人体免疫力加强，缺乏运动的人免疫力较低，但运动负荷一次性过大，可使免疫力一次性降低。实验证明，脉率超过 180 次/分，运动时间达 20 分钟以上，T 细胞免疫功能即下降，约需 12 小时后才能恢复。许多疾病的发生、发展都与免疫力有关。例如感冒，其特点是鼻、咽、喉部急性感染，90% 以上是由病毒引起，4%～5% 为支原体感染，1%～2% 由细菌所致。

当咳嗽或打喷嚏时通过飞沫由呼吸道传给健康人，若机体的免疫力差，就会引起发病。

人体的热能消耗有基础代谢、体力活动和食物特殊动力作用等。体力活动占人体总热能消耗的主要部分，不同的劳动强度、生活方式、持续时间、环境条件及工作熟练程度，其消耗的能量也不同。若缺乏体力活动或体育运动，热能消耗少。若饮食不加控制、调配，就会出现摄入大于消耗，多余的热能以脂肪的形式储存起来，日久出现代谢紊乱，形成人体的不同部位的脂肪堆积，严重时还可进一步发展为肥胖症。肥胖症不仅引起活动不便，体态臃肿，更重要的是它是引起各种疾病的潜在因素，并易产生各种并发症，如心血管疾病、肾病、糖尿病、变形性关节炎、痛风、脂肪肝、胆囊炎、胰腺炎、月经异常、难产、施行外科手术时有危险、体力活动不便、易疲劳。所以防止肥胖，有助于预防许多疾病，而且对增强体质是非常重要的。

（2）适宜运动对预防某些疾病的作用　长期适宜的运动，使人体产生一系列良好的适应性变化。例如，运动使呼吸肌肉力量增强，胸廓活动幅度增大，呼吸加深、减慢，使进入肺的空气增多，与氧结合的血红蛋白不断增加，肺吸入的氧量也更多。另外，运动使心肌力量增强，心脏输出的血量随之增多。加之运动使某些毛细血管增多，并促使其发达，所以肌肉可以得到更多氧的供应，不仅提高最大摄氧量，增强长时间运动能力，同时可有效地预防心血管疾病的发生。例如，运动可使末梢血管发达，使末梢血流阻力减小，因而可以防止高血压病以及高血压导致的脑出血。运动可改善冠状动脉硬化和心肌供血不足等情况，因而有助于防治动脉硬化。即使是动脉已经硬化，通过运动也有助于在硬化血管周围开辟侧枝血管循环，增强心脏的代偿性功能。运动还能使血液中高密度脂蛋白增加，低密度脂蛋白减少，能预防高脂血症。

来自3520人的问卷调查结果显示：有79％的人认为"运动对

健康有益"，13％的人认为"运动对健康有一定的影响"，只有8％的人认为"运动无益健康"（图1-14），说明大部分被调查者认同运动有益作用。

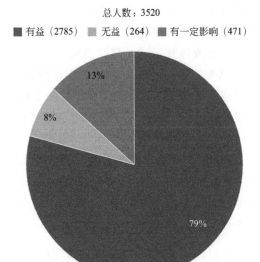

图 1-14　对运动与健康的认识

4. 运动不当的危害

生命在于运动，但生命也在于静养。人体在生命运动过程中有很多共性，但是也存在着个体差异。特别是运动方式、运动强度与体质、年龄，如老年人的柔韧性、灵活性与年轻人区别很大，因此过多进行高强度的激烈竞争性、对抗性的运动，不仅难以达到保障健康的目标，一旦身体碰撞摔倒，极易造成肌腱拉伤，严重的还可能断裂或者骨折。高血脂、高血压、冠心病患者在剧烈运动时也可能血管扩张，诱发心绞痛或血栓。

另外，健身、健康与健美其实是不同的概念。但三者之间有一定的关联，因而人们对其的认知、理念常常混淆。国内外都有健美比赛，这种运动是针对专业健美运动员的，不一定适用一般的普通人群。适当的负重训练或有针对性的动作练习可能有助于体型的塑造，但过度追求所谓完美的体型而采用过度的运动量和辅助专门饮食，不见得是一种维护健康的方法。

（三）睡眠与健康

良好的睡眠是衡量健康的一个重要指标。人一生约 1/3 的时间是在睡眠中度过的。睡眠伴随人类生命的全过程，是生命的组成部分。世界卫生组织更将"睡得香"定为衡量人体健康的标准之一。英国大戏剧家莎士比亚将睡眠誉为"生命筵席上的滋补品"，美国医学教授威廉·德门特说："睡眠是抵御疾病的第一道防线"。根据上海居民平均期望寿命 81 岁计算，人们有 27 年是在睡觉。

据调查，国内有近一半的人会出现睡眠障碍，全球有 27％的人经常失眠。失眠等睡眠障碍被列为人类最大的健康问题之一。失眠已不是一个小病，不仅会给患者本人造成很大的痛苦，也将会给整个社会带来诸如医疗资源消耗增加和事故发生率上升等负面问题。为了提高人们对睡眠重要性的认识，以及对睡眠疾病进行治疗的认知，2001 年国际精神卫生和神经科学基金会主办了全球睡眠和健康计划，发起了一项全球性的活动——"世界睡眠日"，并定在每年的 3 月 21 日。

1. 睡眠的重要性

睡眠是一种主动过程，并有专门的中枢管理睡眠与觉醒，睡时人脑只是换了一个工作方式，使能量得到储存，有利于精神和体力的恢复；而适当的睡眠是最好的休息，既是维护健康和体力的基础，也是取得高度生产能力的保证。

（1）消除疲劳，恢复体力　在睡眠期间，胃肠道及其有关脏器，吸收、合成并制造人体能量物质，以供活动时用。另外，由于体温、心率、血压下降，呼吸减慢及部分内分泌减少，使基础代谢率降低，从而使体力得以恢复。

（2）保护大脑，恢复精力　睡眠不足者，表现为烦躁、激动或精神萎靡、注意力涣散、记忆力减退等；长期缺少睡眠则会导致幻觉。而睡眠充足者，精力充沛，思维敏捷，办事效率高。这是由于大脑在睡眠状态下耗氧量大大减少，有利于脑细胞能量储存。因此，睡眠有利于保护大脑，提高精力。

（3）增强免疫力，康复机体　健康人体在正常情况下，能对侵入的各种抗原物质产生抗体，并通过免疫反应而将其清除，保护人体健康。睡眠能增强机体产生抗体的能力，从而增强机体的抵抗力；同时，睡眠还可以使各组织器官自我康复加快。现代医学中常把睡眠作为一种治疗手段，用来帮助患者渡过最痛苦的时期，以利于疾病的康复。

（4）促进生长发育　据研究，促使人体生长发育的"生长激素"，只有在睡眠时才会大量分泌。所以，儿童的生长速度在睡眠时要比醒时快3倍，俗话说："能睡的孩子长得快"就是这个道理。要使儿童身高增长，就应当保证睡眠多、时间足、质量高。

（5）延缓衰老，促进长寿　近年来，许多调查研究资料表明，健康长寿的老年人均有一个良好而正常的睡眠。人的生命好似一个燃烧的火焰，有规律燃烧则生命持久，若忽高忽低燃烧则使时间缩短，使人早逝。睡眠时间恰似火焰燃烧最小的程度，因此能延缓衰老，保证生命的长久。

（6）保护人的心理健康　睡眠对于保护人的心理健康与维护人的正常心理活动是很重要的。短时间的睡眠不佳，就会出现注意力涣散，而长时间者则可造成不合理的思考等异常情况。

（7）有利于皮肤美容　在睡眠过程中，皮肤毛细血管循环增多，其分泌和清除过程加强，加快了皮肤的再生，所以睡眠有益于皮肤美容。

2. 睡眠不足的危害

近90种疾病与长期失眠有较大相关性。1/3的高血压可能是不良睡眠习惯引起的，20％的心脏病是由失眠引发的，55％的工伤事故和45％的车祸是由睡眠不好引起的。睡眠不足可增加患肥胖症和2型糖尿病的风险。另外还可使注意力和记忆力下降、加快衰老。

（1）影响大脑的创造性思维　科研人员研究发现，人的大脑要思维清晰、反应敏捷，必须要有充足的睡眠，如果长期睡眠不足，大脑得不到充分的休息，就会影响大脑的创造性思维和处理事物的能力。

（2）导致疾病发生　经常睡眠不足，会使人心情忧虑焦急，免疫力降低，由此会导致各种疾病发生，如神经衰弱、感冒、胃肠疾病等。睡眠不足还会引起血胆固醇含量增高，使发生心脏病的机会增加；人体的细胞分裂多在睡眠中进行，睡眠不足或睡眠紊乱，会影响细胞的正常分裂，由此有可能产生细胞的突变而导致癌症的发生。

（3）影响皮肤的健康　人的皮肤之所以柔润而有光泽，是依靠皮下组织的毛细血管来提供充足的营养。睡眠不足会引起皮肤毛细血管淤滞，循环受阻，使得皮肤细胞得不到充足的营养，因而影响皮肤的新陈代谢，加速皮肤的老化，使皮肤颜色显得晦暗而苍白，尤其是眼圈发黑，且易生皱纹。

3. 逆时而作的危害

人体在进化过程中形成了固有的生命运动规律，即"生物钟"，它维持着生命运动过程中气血运行和新陈代谢的规律。逆时而作就会破坏这种规律，影响人体正常的新陈代谢。

（四）饮酒与健康

酒是人类生活中的主要饮料之一。中国制酒历史源远流长，品种繁多，名酒荟萃，享誉中外。黄酒是世界上最古老的酒类之一，在三千多年前，商周时代，中国人独创酒曲复式发酵法，开始大量酿制黄酒。约一千年前的宋代，中国人发明了蒸馏法，从此，白酒逐渐成为中国人饮用的主要酒类。酒渗透于整个中华五千年的文明史中，在文学艺术创作、文化娱乐到饮食烹饪、养生保健等各方面酒都占有重要地位。

常用的酒很多，可以按原料分为粮食酒、果酒、药酒等；按制法分类为配制酒、调制酒、蒸馏酒；按酒中挥发性物质的类型分酱香型酒、浓香型酒、米香型酒、清香型酒；按酒中乙醇含量高低分为高度酒和低度酒；按颜色分为白酒、黄酒、红酒。在日常生活中常用的食品甜酒酿也是一种酒。

1. 酒的文化作用

中国是酒的故乡。中华民族五千年历史长河中，酒和酒文化一直占据着重要地位。在几千年的文明史中，酒几乎渗透到社会生活中的各个领域。

酒作为一种特殊的商品，给人民的生活增添了丰富的色彩。酒文化是中华民族饮食文化的一个重要组成部分。作为一种物质文化，酒的形态多种多样，其发展历程与经济发展史同步，而酒又不仅仅是一种食物，它还具有精神文化价值，体现在社会政治生活、文学艺术乃至人的人生态度、审美情趣等诸多方面。逢年过节、朋友聚会、休闲消遣，都会以酒助兴。酒在社交场合常作为社交媒介，在营造快乐的氛围、化解某些矛盾等方面起着很重要的作用。在西方，饮酒的目的往往很简单，为了欣赏酒而饮酒，为了享受美酒而饮酒。因醉酒而获得艺术的自由状态，这是古代中国的艺术家解脱束缚获得艺术创造力的重要途径。"志气旷达，以宇宙为狭"的魏晋名士、第一"醉鬼"刘伶在《酒德颂》中言："有大人先生，以天地为一朝，万期为须臾，日月为扃牖，八荒为庭衢。""幕天席地，纵意所如。""兀然而醉，豁尔而醒，静听不闻雷霆之声，孰视不睹山岳之形。不觉寒暑之切肌，利欲之感情。俯观万物，扰扰焉如江汉之载浮萍。"这种"至人"境界就是中国酒神精神的典型体现。

2. 酒对健康的影响

中医认为，酒有祛风湿和活血化瘀作用。因此在中国人的日常生活中，饮酒的目的比西方稍显复杂，很多人习惯饮用药酒强身健体以求长寿。所以中国人饮用药酒强身保健的习惯具有一定的普遍性。

从西医药理学研究结果看，酒可以兴奋中枢神经、扩张毛细血管、加速血液循环；能改变细胞的通透性，促进药物的吸收；可以加速或延缓药物的代谢而使药物在体内蓄积时间缩短或延长而影响药物的有效性与安全性。同时酒也有抑制中枢神经的作用，使中枢神经的灵敏度减弱，特别是使运动神经系统的协调性降低。酒的中枢抑制作用还可能与药物对中枢神经系统的抑制产生协同，造成更加严重的中枢灵敏度减弱。

3. 酗酒的危害

与中国酒文化一样久远的是中国酒桌上的劝酒、酗酒等酒桌文化，属酒文化发展过程中形成的畸形、陋习。岳南在《南渡北归》一书中讲了原清华大学著名校长梅贻琦的饮酒故事：

梅贻琦在学界以爱喝、能喝但不闹酒闻名，每遇他人在酒场敬酒，总是来者不拒，极豪爽痛快地一饮而尽，因而落了个"酒风甚好"和"酒圣"的美名。李济曾专门著文说道："人家都知道梅先生酒量很高，但他的酒德更高。他在宴会中饮酒总保持着静穆的态度。我看见他喝醉过，但我没看见他闹过酒。这一点在我所见当代人中，只有梅月涵先生与蔡元民先生才有这种不及乱的记录。"梅贻琦到台湾后，有一位叫孙观汉的助手在文章中说得更加真切："大家都知道梅先生最使人敬爱的时候，是吃酒的时候，在许多次的聚会中，我从来没有看到过他拒绝任何敬酒人的好意。他干杯时那种似苦又喜的面上表情，看到过的人，终生不会忘记。在清华师生员工中，梅先生的酒量可称第一。"在梅贻琦的日记中，也可以看到，实际上在"豪饮"过后，梅贻琦也都有悔意。然而，在当时的那种社会风气下，作为一所名牌大学的校长，酒桌上的应酬自是不可避免，只是身体很难扛得住酒精对健康的腐蚀力。在梅贻琦先生去世后，其子梅祖彦曾有过推测："实际上他晚年得中风病，肯定是和饮酒过多有关。"梅贻琦博得的善饮美名，最终还是让他付出了沉重的代价。

过量、无节制地饮酒称为酗酒，对健康的影响可分为急、慢性两类。一次大量饮酒可发生急性酒精中毒，严重者可导致死亡。慢性长期酗酒引起酒精性肝硬化、门静脉高压、心血管疾病、神经精神疾病等。酗酒与口腔咽喉、直肠等多种癌症有关，饮酒与吸烟具有协同性致癌作用。孕妇饮酒可引起胎儿酒精中毒，使胎儿长期处于营养缺乏状况，导致体格与智力发育严重受阻，新生儿畸形率增加。男性酗酒者精子活动能力受抑制，精子产生数量减少，影响生育功能。

总之，由于每个人对体内酒精的耐受能力和酒精体内代谢速度等个体差异因素的影响，而且每个人的饮食习惯有所不同，故倡导饮酒以自愿、自律为原则，少量、适量为度。

（五）吸烟与健康

当今，吸烟已成为世界上对健康危害最严重的社会问题之一，是全球第二个主要死亡因素。吸烟致死和致残在致死因素中，所占比例将从现在的 30％增至 90％。目前，全世界约有 11 亿吸烟者，其中 8 亿在发展中国家。据预测，到 2025 年，吸烟致死人数将从目前的每年 350 万人增至 1000 万人。吸烟是 25 种疾病的已知和可能的病因，世界上每 10 秒钟就有一人因吸烟而丧生。吸烟成了不断蔓延的瘟疫，"烟草是世界上最严重的毒品"，吸烟已经成为影响人类健康最重要的自身不良行为。

1. 烟草的有害物质

烟草是一种含有多种对人体有害成分的作物，燃烧冒出的烟雾是一种很复杂的混合物，其中含有大量的有害物质。烟草、烟雾含有 4000 多种物质，其中毒性较强、危害较重的有尼古丁、一氧化碳、3,4-苯并芘、放射性核素、金属元素镉、亚硝胺等。吸烟时进入人体的一氧化碳，易和红细胞内血红蛋白结合形成碳氧血红蛋白，其亲和力之高是氧亲和力的 250 倍。吸烟者血液中的碳氧血红蛋白增多，减弱了血红蛋白的运氧能力，易造成心肌缺氧、大脑缺氧、肌肉过早疲劳。实验证明，吸烟之后，经 10～15 分钟肌肉力量下降 15 牛顿，动作协调性降低 25％，完成工作的愿望也明显降低。烟雾能吸附放射性物质氡，随之进入人体，而放射性物质氡是肺癌的致病因子。烟雾中含有亚硝胺，也是一种具有较强致癌作用的化合物。烟雾中还含有多种金属（镉、铝、铜等），其中镉在致癌和引起其他慢性病方面起着重要的作用。烟焦油是一种黄色具黏性的树脂，可粘在咽部和支气管的内表面上。烟焦油里含有致癌物质和促癌物质。其致癌物质主要是一些多环芳烃化合物，在烟草燃放时产生，如 3,4-苯并芘，是强致癌物质。尼古丁是一种有苦味无色透明的挥发性油质液体，既是一种兴奋物质，也是一种抗焦虑物质，可以使吸烟者得到一种轻松愉快的感觉。但尼古丁是危害最大的植物毒素之一，通过口、鼻、支气管及胃的黏膜很容易被机体吸收，急性中毒时死亡之快与氰化物相似。我国生产的香烟每支含尼古丁 2～4mg，而实验证明，这样一支纸烟所含的尼古丁能够毒死一只老鼠，一滴尼古丁足以结束一条 20kg 重的狗的生命，50mg 就可以置人于死地。如果把一支烟的尼古丁全部吸入肺，人就会出现头痛、头晕、恶心、呕吐等中毒症状。但通常我们吸烟，仅 10%～20% 的尼古丁进入肺，其中 80%～90% 的尼古丁被肝脏分解，所以才不会出现吸十几支烟就使人呼吸麻痹，甚至死亡的情景，可是慢性中毒却是难以避免的。尼古丁会使支气管上的纤毛丧失活动，甚至脱落，致使支气管黏膜受损、发炎和感染。尼古丁刺激中枢神经系统，使心率加快，血压上升，长期吸烟将导致血栓闭塞性脉管炎，促进血栓和动脉粥样硬化。尼古丁的最大危害还在于它的成瘾性，吸入纸烟烟雾中的尼古丁只需 7.5 秒就可以到达大脑，是主要成瘾源。尼古丁在血浆中的半衰期为 30 分钟，如每天吸一包纸烟者，每 30～40 分钟就要吸一支烟，以维持大脑尼古丁稳定水平，否则就会感到烦躁、不适、恶心、头痛。

烟草中还含有放射性物质^{210}钋、^{210}铅、^{210}铱等。这些放射性物质会进入人体的肺、肝、肾、胰甚至骨骼中，其致癌作用时间较长，不易被人察觉。对全国 786 人进行生活饮食习惯和口腔问题的调查发现，口腔疾病与吸烟之间存在密切联系[4]。

2. 吸烟对健康的危害

吸烟损害人体传统健康，我国传统医学早有认识。明·兰茂

《滇南本草》载："烟辛热，有大毒。"吸烟耗肺、损血、伤神、折寿。随着科学技术的发展，人们对于烟草的危害认识越来越清楚。烟草及烟雾中的大量有毒物，对人体的神经、心血管、呼吸、消化、泌尿及生殖等系统造成损害，导致或诱发多种疾病，全球每年至少有300万人死于和吸烟有关的疾病。吸烟是百病之源，有百害而无一利。

(1) 吸烟是多种癌症的祸根　烟草含的尼古丁、3,4-苯并芘、亚硝胺、放射性物质、金属元素镉、苯、酚等各种有害物质，有致癌和促癌作用，吸烟者患肺癌的发病率为不吸烟者的30倍，喉癌的发病率为5.4倍，口腔癌的发病率为4.1倍，膀胱癌的发病率为1.9倍，胃癌的发病率为1.4倍，胰腺癌的发病率为3倍，前列腺癌的发病率为1.3倍。

(2) 吸烟对心脑血管的损害　吸烟对心血管系统的损害是明显的，它使血管产生痉挛性收缩，引起缺血，导致动脉硬化，引起冠心病；使血压增高、心率加快、心律失常等。研究发现，吸烟者缺血性心脏病的发病率和冠心病的死亡率高于不吸烟者70%。40～50岁男性每天吸一包以上纸烟者第一次冠心病发作是不吸烟者的2.5倍，有显著的剂量关系。65岁以上冠心病致死病例中有25%是由于吸烟造成的。吸烟也会致脑血管痉挛，使大脑供血不足，加之一氧化碳加重了肺供氧的不足，易造成脑细胞功能障碍，出现头痛、失眠、头晕、感觉异常、记忆力下降等。

(3) 吸烟对神经系统的损害　吸烟对神经系统先有短暂兴奋，后有持久麻痹作用，从而破坏了大脑皮质兴奋和抑制的动态平衡。长久吸烟会出现神经过敏、记忆力减退、注意力分散、精神恍惚、失眠多梦、反应迟钝等神经衰弱及神经中毒症状。吸烟还会引起弥散性大脑皮质萎缩。有些人认为吸烟能提神、振作精神、活跃文思，其实恰巧相反，由于毒素的作用，吸烟抑制神经系统的活动，降低大脑功能。有学者做了如下的研究，把吸烟者（平均每人每天吸 20 支）和不吸烟者各 37 人，分别给他们看 12 幅素不相识的人的彩色照片，每人看 3 遍，同时告诉他们照片中人的名字，每人看过 3 分钟后，再把照片依次给他们看，让他们说出照片中人的名字。结果，不吸烟者平均记住了 9 个人的名字，而吸烟者平均记住了 7 个，并且不吸烟者回忆这些人的名字所用时间比吸烟者平均少用 10 秒。有人观察了射击运动员吸烟后的射击成绩变化，结果显示吸一支烟成绩下降 4.8%，吸 2 支烟成绩下降 6%。

（4）吸烟对呼吸系统、消化系统的损害　烟中的有害物质进入呼吸道，直接刺激黏膜管壁，破坏呼吸道"天然屏障"，造成小气管阻塞，致使肺的免疫功能下降，从而导致多种疾病，如支气管炎、肺部感染、肺癌等。吸烟还导致胃肠功能紊乱，引起食欲缺乏、恶心、呕吐、腹泻或便秘，并对胃和十二指肠造成损害，诱发溃疡。据统计，患胃及十二指肠溃疡的患者中，吸烟者比不吸烟者高 10 倍。

（5）吸烟对青少年的危害　青少年正是长身体、学知识的时期，身体处于生长发育阶段，神经系统、内分泌功能、免疫机制都不稳定，更易受烟草有害物质的不利影响。世界卫生组织指出："一个人越早开始吸烟，患肺癌和威胁生命的其他疾病的危险性就越大。"所以，青少年吸烟危害更大。尽管吸烟危害如此之大，但近几年吸烟者仍是有增无减。目前中国人群吸烟率为 27.7%。中国青少年吸烟状况也不容乐观，初中男生现在烟草使用率已高达 11.2%，部分省份甚至达到 30% 左右。

青少年吸烟的原因与心理因素关系密切。据长沙市大中学生的调查，男中学生吸烟率高达 39.6%，男大学生为 62.6%。原因主要有心理上的依赖、生理上的依赖和社会的依赖 3 个方面[5]。对上海市青少年的调查研究结果显示，调查对象中具有抑郁情绪的比例为 12.4%，抑郁情绪者现在吸烟率和未来吸烟意向均显著高于无抑郁情绪者。抑郁情绪者现在吸烟风险是无抑郁情绪者的 1.56

倍，未来 1 年吸烟风险则为 1.92 倍，且具有抑郁情绪的女生现在吸烟风险高于男生，初中生高于高中生。因此，学校及社会需重视青少年的心理健康维护，积极开展以学校为基础的预防措施，尤其需关注女生及初中生等高危人群[6]。

（6）吸烟的其他危害　吸烟降低人们的抗病能力，从而导致多种疾病的发生。免疫球蛋白 G、免疫球蛋白 A 是机体抗感染免疫的主力，在抗原刺激下产生的大多数抗菌、抗病毒、抗毒素抗体以及不少自身抗体，例如系统性红斑狼疮的 LE 因子、抗甲状腺球蛋白抗体等，也属于免疫球蛋白 G 抗体。而吸烟者血清免疫球蛋白，如免疫球蛋白 G 和免疫球蛋白 A 的水平均低于不吸烟者。

吸烟有损自己的容颜，会加速出现面部衰老，吸烟者可出现吸烟面容：①眼角有鸡爪形线条或其他皱纹，脸颊、下颌处也有深深的皱纹；②轻微憔悴；③面孔呈现轻度灰、橘红、紫红的颜色。这是由于吸烟会降低人的皮肤血液循环，造成营养障碍的结果。吸烟加速衰老：表现在面部变化、生理功能、运动能力、脑组织改变和思维等方面，导致各种疾病，减短寿命。吸烟越早、越多，死亡越早，寿命越短。据统计，吸烟者比不吸烟者平均少活 5~10 年。每天吸 20 支烟，比不吸烟者平均少活 5.5 年，每天吸烟 40 支者平均少活 8.3 年。因此，有人曾推算，每吸一支烟，其寿命就会减少 8 分钟。

3. 被动吸烟与健康

被动吸烟是指"不吸烟者无意或被动吸入由于吸烟者的烟草燃烧产生的烟雾"。其来源为：由吸烟者吸烟时所喷出的烟，也称为主流烟雾；由烟草直接燃烧产生的烟，也称为侧流烟雾。室内烟雾以侧流烟雾为主，侧流烟雾所含的一氧化碳的浓度高于主流烟雾 5 倍，尼古丁、焦油高于 3 倍，苯并芘高于 4 倍，胺高于 46 倍。被动吸烟者同主动吸烟者一样深受烟害。母亲吸烟不仅损害了个人健康，而且会殃及胎儿，吸烟等于给胎儿服毒。妊娠妇女吸烟，其婴儿出生体重平均减少200g，易引起流产。被动吸烟对儿童的影响很大，父母吸烟可促使婴幼儿发生呼吸道疾病，并影响婴儿生长发育。

被动吸烟者受烟草有害物质影响与吸烟者类似。被动吸烟者受烟草有害物质影响最常见的表现为眼刺激（69%）、头痛（33%）、鼻部症状（33%）、咳嗽（33%）以及变态反应（过敏反应），并加剧有心脏病、肝病和变态反应的人的症状。所以，吸烟不仅危害自己，更危害别人健康。

（六）其他不良生活方式与健康

目前不良生活习惯比较突出的表现在以下两方面。

1. 沉溺娱乐场所

如社会的开放，搞活了市场，搞活了经济，提高了生活质量，余暇时间的文化生活成为人们的需要，业余生活不可避免地成为人们生活的内容。在快节奏的工作学习之余参加一些有益于身心健康的娱乐活动，可丰富生活，调节精力和体力。但经常不节制地沉醉于娱乐场所之中，非但起不到文化娱乐的效果，反而会因精神一直处于兴奋状态而影响工作和学习，时间长了会使身体疲惫累积，使机体能力和精力下降。

2. 沉迷于网络

信息技术的发展，极大地改变了人类的生存与生活方式。网络依赖症是指在无成瘾物质作用下对互联网使用冲动的失控行为，可因过度使用互联网导致明显的学业、职业和社会功能损伤。上网时表现得思维敏捷、口若悬河、兴高采烈，一旦离开网络就言语迟钝、情绪低落、怅然若失、烦躁不安，无法控制去上网的冲动。如不及时干预治疗，严重的可引发精神失常，或并发抑郁、强迫、焦虑症状。

总之，许多损伤身体健康的因素都与过度、过量、不爱惜自己有关。影响人体健康的因素是十分复杂的，但增强体质、促进健康的途径也十分多。所以养成良好的生活习惯是促进健康的前提条件。

二、心理因素

WHO在其宪章中指出：健康不仅仅是指没有疾病或身体虚弱，而且要有健全的身心状态和社会适应能力。1918年德国海因诺斯教授在研究睡眠障碍时首先提出了"心身疾病"的问题，强调了在影响健康产生疾病的发病机制中心理因素的作用。

2019年2月我国第一部心理健康蓝皮书《中国国民心理健康发展报告（2017～2018）》发布，指出我国已进入信息化、网络化时代，不仅生活和工作的节奏加快，而且生理和心理上的压力也大大增加，国民的心理健康问题已呈现出比单纯的躯体健康问题更突出的态势。

（一）个性特征与健康

心理的个性特征是指个人的心理特点。个性特征与健康是从个人内在的个性阐述对健康的影响。气质、性格、能力等方面是心理个性特征的代表。

1. 气质

气质是情绪和行动发生的速度、强度、持久性、灵活性等各方面的动力性心理特征。个体间的气质不同使日常生活、工作和社会活动呈现不同的色彩，形成各自的风貌。实际生活中人的气质一般以两种或两种以上的混合型居多。

气质主要由遗传因素决定，是不以活动的时间、条件和内容为转移的，受生物规律制约比较明显。古希腊医生希波克拉底和罗马医生盖伦把人的气质分为胆汁质、多血质、黏液质、抑郁质4类。胆汁质的人敏感，反应迅速且强烈，易冲动、暴躁，具有外向性；多血质的人活泼、敏感，反应迅速但不强烈，兴趣易受环境影响，具有外向性；黏液质的人反应迟钝，沉默寡言，情绪稳定不易转移，具有内向性；抑郁质的人反应迟钝、孤僻，善于感知且抑制力强，具有内向性。

研究表明，许多疾病表现出明显的气质分布。胆汁质的人，其强烈的愿望、过度的紧张和疲劳，可以使本来就弱的神经抑制过程更加减弱，促使过度兴奋从而导致神经衰弱、神经症或躁狂性精神病。

2. 性格

性格是一个人在生活过程中所形成的思想、情绪、行为与态度的总称。不同性格的人具有不同的心理个性，对外界刺激的反应以及所采取的行为也存在差异。健康的性格有5种基本特性：现实性、独立性、仁爱、有宣泄技巧、宽容等。性格的形成通常是后天因素影响较为明显。不同的性格特征往往能够从其生活环境与成长历程中找到相对应的因素。

研究发现，性格与疾病是一种互动关系：不良性格可致病，不同性格类型与疾病的发生、发展及预后都有密切关系[7]。

性格通常分为 A、B、C 三类。A 型性格的人争强好胜，雄心勃勃，急躁易怒，对工作和职务提出过多的保证，有旺盛的精力和过度的敌意，有时间紧迫感和竞争倾向，此型性格的人冠心病的发病率、死亡率均较高，称为"冠心病易患"性格；B 型性格的人温和、安静、随遇而安、不争强好胜，少计划，其冠心病的发病率、死亡率均比 A 型性格人低；C 型性格的人缺乏应付技能，常将不愉快的体验指向自身，使负性情绪过分压抑，过分忍让、屈从，常常因无力应对生活压力而感到绝望和孤立无援，此型性格的人宫颈癌的发病率较高，患胃癌、肝癌等的危险性更高，称为"癌症易患"性格；此外，2 型糖尿病患者具有 C 型性格特征。美国心理学家弗里德曼等在研究中发现多数冠心病患者发病之前均表现出 A 型性格；癌症患者则表现为 C 型性格特征。

中医认为脉象是人体整体功能状态的客观反映。古人早就认识到情志对脉象的影响。《诊家正眼》[8] 提到"老弱之人，脉宜缓弱……少壮之人，脉宜充实"，明确提出不同年龄之间脉象的区别。《素问·经脉别论》[9] 指出"凡人之惊恐恚劳动静，皆为变也"。现代研究表明，中医中的脉象与性格也有一定的关系。例如，乘胜脉诊仪检测不同年龄、不同性格的健康成年人的脉象图发现：黏液质人群比胆汁质人群的血管张力高，弹性较差，外周阻力高；抑郁质组人群比多血质人群的左心室收缩力强，大动脉顺应性好，外周阻力较小；黏液质组的左心室的射血功能和大动脉的顺应性的波幅升高，重搏前波幅度显著升高，推测黏液质人群比多血质人群的左心室收缩力强，大动脉顺应性较好，外周阻力较高[10]。

（二）影响心理健康的外界因素

在日常生活中，以下因素会导致心理紧张状态，从而引发心身疾病[11]。

1. 生活事件

在人的一生中所经历的各种生活事件，如配偶死亡、子女离家、入学或毕业、退休、被解雇、纠纷、夫妻不和等，都会对人产生刺激。一般情况下都会激发人的心理防御机制，通过自身的心理调节来承接和适应这种刺激。因每个人对刺激强度的承受能力有所不同，所以每个人面临同样的生活事件时所呈现的反应以及这种反应所持续的时间长短也会有所差异。这是一种正常的、健康的人体生理和心理反应。当刺激强度超过了心理适应能力，从而导致心理行为反应过强，不良的情绪反应持续时间过长，就会产生疾病。例如很多人工作时虽然工作强度较大，但生活比较充实，没有感觉特别不适，或者也可能抱怨工作压力太大，而一旦退休空闲下来，没有了工作压力的寄托，心理上就容易产生失落感，久而久之就会产生各种生理上、心理上的不适感，甚至引发各种疾病。

2. 生活挫折

每个人都会遇到挫折，挫折的后果有利也有弊。一方面，挫折使人的认识力产生创造性变化，提高解决问题的应急能力；另一方面，挫折太大，或超过个人的耐受力，或不能正确对待时，则可能引起紧张状态、情绪紊乱，致使行为偏差和发生躯体及精神疾病，如在癌症发生之前，患者大多数有焦虑、失望、抑郁、压抑、愤怒等心理经历；孕妇的心理紧张和抑郁与早产和胎儿体重偏低有关。

值得注意的是，人对各种挫折的耐受能力是可以训练的。特别是在青少年时期，适度的挫折刺激可以调动其心理调节机制而逐渐承受、耐受挫折，使之在今后的各种生活和工作的难题面前更加坚强，能够更加积极地解决生活和工作中的难题，对社会环境的适应能力也会显著提升。

3. 不良的人际关系

如果人与人之间发生了矛盾和冲突，心理上的距离加大，彼此都产生不愉快的情绪体验，如愤恨、抑郁、忧伤、孤立的心境，影响身心健康，严重者则会导致躯体疾病。日本学者曾报道，夫妻长期不和，女方易患食管癌和乳腺癌。另有研究表明，由不良人际关系引起的焦虑和愤怒等负面情绪与高血压的关系最为密切。

4. 紧张的工作

紧张的工作对人体身心健康的影响在现代化生活中居于最突出地位。现代化的科学技术把我们带进了信息时代，信息量的迅速增长，使人应接不暇，必须不断学习，改进工作，更新知识。这种状况导致人们神经和情绪的紧张程度大大提高，这在管理者和科技人员中表现尤为明显。在沈阳调查千余名知识分子后发现：其中神经衰弱的患病率在 50% 以上，慢性胃炎、消化性溃疡的患病率在 30% 以上。另外一次调查发现中年人类神经症的患病率高达 49.1%，并指出这与中年人工作压力大、工作量多，还负有赡养老人和抚育后代的责任，现实生活中许多矛盾都集中到中年人身上等因素有关。

5. 现代化城市生活

社会现代化的主要标志是工业化、都市化。现代化的都市生活，一方面为人民提供了丰富多彩的物质和精神生活；另一方面也造成了一些不利于健康的心理紧张因素。在城市，人口高度集中、生活紧张忙碌、交通居住拥挤、社会关系复杂等，这些都是对心理健康的不利因素。在大城市里，良好的城市设施、高楼大厦、繁华热闹的街市人群、噪声，使人几乎与大自然隔离，产生一种软弱无能和孤立无助的感觉，长期如此，就会形成悲观心理，以致忧郁患病，这就是所谓的"摩天大楼综合征"。有学者研究发现，乡村人群血压偏低，这些人若移居城市，则血压明显升高。

三、环境因素

环境对人类健康的影响是综合性的、深层次的、长远的和动态发展的。人类的发展史是人与人、人与其他生物对自然资源的竞争史。在这种竞争中，人与人、人与其他生物以及人与自然的关系发生着深刻的变化。在不同的历史时期、不同的经济发展水平以及不同的社会人员，对这种变化的感知、评判以及变化趋势和风险的评估会有非常大的分歧，而这种分歧所导致的发展决策又会进一步推动环境的改变，继而对人类的健康产生显著的影响。

新城市主义的现代城市建设理念是注重功能、秩序、整洁和强调社区分割。但这种责令却遭到了纽约格林尼治村的自由撰稿人雅各布斯的反对，她主张保持小面积的街区和保留街道上各种小店铺，以增加街道生活中人们相互见面的机会，从而增强街道的安全感。雅各布斯在《美国大城市的死与生》的最后一页写道："单调、缺乏活力的城市只能孕育自我毁灭的种子。但是，充满活力、多样化和用途集中的城市孕育的则是自我再生的种子，即使有些问题和需求超出了城市的限度，它们也有足够的力量延续这种再生能力，并最终解决那些问题和需求。"这种对自然和人性的尊重，在后来的很多年里，持续刷新着人们对城市和栖居环境的理解。

党的十八大报告把生态文明建设纳入中国特色社会主义建设的总体布局。《"健康中国2030"规划纲要》则将建设健康环境作为建设健康中国的五大战略任务之一。

（一）环境的内涵与分类

1. 环境的内涵

环境的本意有三：一指周围的地方；二指周围的情况；三指影响或势力。《新唐书·王凝传》中载："时江南环境为盗区，凝以彊弩据采石，张疑帜，遣别将马颖，解和州之围。"宋·洪迈《夷坚甲志·宗本遇异人》："二月，环境盗起，邑落焚刘无馀。"清·方苞《兵部尚书范公墓表》："鲁魁山贼二百年为环境害，至是就抚。"《元史·余阙传》："抵官十日而寇至，拒却之，乃集有司与诸将议屯田战守计，环境筑堡寨，选精甲外捍，而耕稼其中。"清·刘大櫆《偃师知县卢君传》："君之未治偃师，初出为陕之陇西县，寇贼环境。"蔡元培《〈鲁迅先生全集〉序》："'行山阴道上，千岩竞秀，万壑争流，令人应接不暇'；有这种环境，所以历代有著名的文学家、美术家，其中如王逸少的书，陆放翁的诗，尤为永久流行的作品。"茅盾《青年苦闷的分析》："只有不断和环境奋斗，然后才可以使你长成。"

2. 环境的分类

环境按其属性分为自然环境、人工环境和社会环境三大类。自然环境是指由水土、地域、气候等自然事物所形成的环境；人工环境是由人为设置边界而围合成的空间环境，包括房屋围护结构围合成的民用建筑环境、生产环境和交通运输外壳围合成的交通运输环境（车厢环境、船舱环境、飞行器环境）等；人类活动过程中所形成的人与人的关系则称为社会环境，是对人们所处的社会政治、经济、法制、科技、文化环境的总和。狭义的环境则仅指人类生活的直接环境，如家庭、劳动组织、学习条件和其他集体性社团等。

（二）自然环境与健康

空气、土壤与水是自然环境的主要构成要素，均同人类健康具有密切关联。地方区域性疾病与该地区自然环境的相关程度较高，同时其他类型病变发病情况也经常受到环境污染的影响[12]。

1. 空气

空气是人类生存的基本条件，新鲜清洁的空气能促进人们正常呼吸，空气中富含氧且空气维持一定的压力，是维持人体正常生命所必需的条件。空气中氧含量降低、空气压力过低都会对人的健康造成威胁。空气中悬浮着各种微粒，如果浓度过高，随着吸入的空气进入人体，有可能造成毛细支气管或气泡栓塞而发生呼吸困难，严重的会造成窒息死亡。长期生活在空气微粒含量过高的环境中，如过去一些煤矿工人和在工作环境有大量粉尘的工人，硅沉着病的发病率会显著高于其他工种人群。

目前，国内外均存在较严重的空气污染问题，各国及国际组织对空气环境的重视程度也越来越高，避免空气污染、抑制呼吸疾病已成为全球亟待解决的问题。

大气的流动，俗称风。风对于地球表面的污染物起着自然稀释的作用。经研究发现，风速在 4 米/秒以上，污染物能够自然稀释；风速低于 3 米/秒，污染物能够移动，但不容易扩散；无风时，污染物在水平方向上的扩散趋于停止。居民区通常规划在下风头，就是为了减小污染物通过风产生的危害。

2. 水

水也是人生存的必需品，是人体重要组成部分。人体正常水含量约为 60% 以上，健康成人每日均需在自然界摄入 2～3L 的水，以维持其正常机体功能。在日常生活中水也是维持环境卫生、保障绿化环境的基础，对人类生活质量有明显影响作用。水不仅对人的健康有直接影响，还可能通过水的循环应用间接影响人的健康，例如被污染的水体灌溉农田，水体中的有害物质转移、存储于作物体内，人食用了被污染的农产品而中毒。工农业生产形成的废渣废液、生活垃圾等造成水体污染，人类饮用后便会出现胃肠道感染、急慢性中毒等疾病，严重时还会产生致畸与致癌等问题。

空气湿度与人类的生活环境关系密切。湿度太大，人们会感到沉闷和窒息，也容易使东西霉烂；湿度过小，人们的口腔、鼻孔又会感到干燥难受。最适宜人类生活的相对湿度是在 30%～75% 的范围内。据调查资料表明，许多长寿者，都生活在湿度适宜的生活环境中。

水蒸气变成云雾和雨滴，是自然界中最常见的物态变化，云雾犹如一层厚厚的覆盖物，极大地抑制着受污染的空气向上扩散，从而导致空气的污染更为严重。但雨水对污染的空气有"洗尘"作用，空气中的污染物随雨落下，空气便得以净化。不过无论雾或雨，一旦大气中的二氧化碳、硫化氢、氮氧化物溶于其中，形成酸雾或酸雨，地面的环境污染就会大大加剧。

大气层是保护地球、维持地球温湿度、隔离宇宙辐射的重要因素。随着工业化发展的进展，空气中的二氧化碳浓度也越来越高。由于二氧化碳透光度较大，使阳光穿透大气层照射地面的强度提升，而地球升温后辐射的红外线又较多被二氧化碳吸收，从而产生"温室效应"：一方面导致冰川大量融化、海平面上升；另一方面则造成干旱和各种异常气候。

3. 土壤

土壤作为人类生活、劳作的基础，自古至今均是人类生存的必要因素。对人体健康有间接影响。一方面土壤、空气、水体中的物质能相互交换，另一方面土壤与农作物之间还存在着物质交换，从而使土壤中、水体中、空气中的各种物质元素通过食物的方式向人体内迁移，以补充人体必需的营养物质，但也可能对人体健康造成损害。

4. 太阳光

光谱成分丰富齐全的太阳光，是地球上一切生命的源泉，是人类健康的真正保证，人体的免疫功能只有经过太阳光的适当照射才能完整、健全和得以正常发挥。光能作为重要的能源，可以为生产者（如绿色植物、具有光合色素的蓝藻等）提供能量，生产有机物供整个食物链的各级成员生命活动利用。如果人们长期处在只有黄、橙、红三色组成的灯光下生活，人体的内分泌系统会受到严重的损害，头昏眼花、昏昏欲睡、机体平衡失调，处于"光折磨"的病态之中而无法解脱。

然而，太阳光有时也会遭受"污染"。在正常情况下，太阳光内部成分稳定，但当太阳活动激烈时，太阳辐射的紫外线、无线电波及高能粒子流、宇宙射线都会显著增加，使"洁净"的阳光遭受"污染"。这时，如果过多地被太阳照射，人体免疫力将会受到严重破坏。

阳光中的紫外线用于杀菌消毒以及治疗多种疾病。但过量的紫外线照射却会损害人体健康，如紫外线过量照射会诱发皮肤癌。空气中的二氧化碳浓度增加，使穿透大气层的紫外线强度增大，皮肤癌的发病率会显著上升。钙元素是人类骨、齿必需的元素，若紫外线过量照射会降低人体摄取钙元素的能力。

5. 磁场与辐射

人类早已习惯生活在强度稳定于 22.28～56.5 安培/米的地磁

场中。电的应用有可能改变环境的磁场强度、均匀程度、作用时间、作用部位，使某些对磁场作用敏感的人容易出现头痛、眩晕、耳鸣、急躁等病症。

另一方面，电子设备的广泛使用，使电磁辐射也成为看不见的潜在危险。如果一个人经常接受电磁辐射，会产生头痛、心烦、消瘦、脱发、失眠、心率减慢、食欲减退、血压不稳等症状。即使人体置于轻微的电磁场中，也会产生种种不适。甚至使动物、植物基因退化。电磁辐射之间还会相互干扰，从而破坏机电设备的正常工作，而酿成事故，对人体健康造成间接危害。电磁污染已成为全球性的公害，人类必须时刻防范这一"看不见的烟雾"。

自然界中微量的射线对人体健康无害，但核工业的发展、核武器的应用及放射性物质的广泛应用，使日常生活环境中放射剂量逐渐增多而成为影响健康的潜在风险，有些地方已出现了放射性污染，对人体健康造成了严重危害。放射物质可以通过空气、饮用水、食物链等多种途径进入人体，可致残、诱发恶性肿瘤。

6. 噪声

社会的发展使人的聚集密度大大提高，工业发展也产生各种噪声而对人体健康产生不良影响。近年来，人们大量、长时间地使用耳机，对人的耳膜形成长时间的强刺激，容易造成耳膜损伤。声音还会分散人的注意力，使人对突然发生的危险反应迟钝，也容易发生间接危险。

人耳所能感知的声波范围，其频率在 20~20000 赫兹。对于频率低于 20 赫兹的次声波，人耳一般听不到。然而次声波的作用却不可忽视。因为高强度的次声波可以置各类动物于死地。次声波若超过 300 分贝，还可以迅速分解人体内部的脏器。1~8 赫兹的次声波会使人毛骨悚然、恍惚不安，而 9~12 赫兹的次声波却有助于人类的定向思维。

次声波在自然界中广泛存在，火山爆发、地震、海啸、雷电、台风等现象都伴有次声波的产生，而且次声波在传播的过程中能量损失（即衰减）比较小，可以传播到很远的地方，因此，次声波产生的危害范围比较广。

总之，人类与环境的关系密不可分。人既是环境的生成者，也是受环境制约和影响的对象。对健康的维护离不开对环境的维护。因此，党的十八大把生态文明建设纳入了国家发展战略规划，并随之启动了以优化生态环境为目标的一系列改革，如蓝天保卫战、厕所革命等。

（三）居住环境与健康

居住环境是人们日常的活动空间，形塑着人们的行为与认知。良好的社区设计、基础设施建设、有效的社区管理与可持续发展的生态环境都会影响社区居民的幸福生活。研究发现，绿化比较好的社区和海边的居住环境都有助于人们的身心健康和提高人们的幸福感[13]。

另外，居住社区拥有的硬件，比如为居民提供可以进行锻炼及休闲活动的设施资源，以及软件资源的数量均会影响人们的生活、身心健康和幸福感。人们的生活方式会进一步影响其身心健康[14]。

室内环境特指人日常工作、生活的室内活动环境。由于科技的发展与生活水平的提高，人们对舒适的工作、生活环境寄予更高的期望，想方设法优化个人的工作与生活空间。

人有超过三分之二的时间是在室内度过的。健康的住宅必须具备一定的抗自然灾害能力，并能有效地防蛇、老鼠、壁虎、蟑螂、苍蝇、蚊子、蚂蚁等，有良好的通风、透光、照明、隔音等设施，且没有或有极少有有害物质散发。条件好的还应该达到具体的评估指标，如人均建筑面积应该在 15 米^2 以上，室内噪声应小于 50 分贝或无噪声，室内二氧化碳浓度应低于每平方米 0.15 毫克，室内的温度全年应保持在 17～27℃；室内的湿度应全年保持在 40%～70%，具有日常生活所必需的生活用具[15]。

室内的照明、色彩、布局都会对人的心理产生影响，室内装修的材料材质以及饲养的宠物也可能对居室生成污染而影响健康。由于这些因素对健康的影响通常缓慢而不易察觉，故而常常被人们所轻视甚至忽略。

（四）社会环境与健康

健康不仅是一个医学概念，更是一个社会学概念。

1. 社会地位对健康的影响

社会地位是指人们在社会结构以及在一定的社会关系体系中所处的位置，反映的是个体与社会整体的关系。

社会地位分为客观社会地位和主观社会地位。客观社会地位通常是由财富、声望、受教育程度或权力高低等指标因素通过社会排列的方式而被一定的社会群体所认同的位置。主观社会地位则是个体对自己在社会秩序中所处位置的感知，是个体对自身所处位置的看法及主观评价。客观社会地位与主观社会地位均为影响人类健康水平的重要变量。在现实生活中，客观社会地位和主观社会地位有可能发生错位。如果这种错位没有带来显著的心理行为异常，则无碍于人体健康，研究结果表明：主观社会地位在预测人们的健康水平方面比客观社会地位表现得更好。人们对自身社会地位的感知与主观评价会受到物质资源的影响，物质资源越丰富，人们也会认为自己的社会地位越高[16]。主观社会地位越高，人们的心理健康等健康状况越好。

2. 家庭对健康的影响

家庭是社会的细胞。家庭成员，特别是父母对子女的性格形成有极其重要的影响，并随着个人成长经历而发生改变。父母与子女的日常互动对于青少年健康发展具有不可替代的作用，父母作为倾听者、监管者可以了解子女的心理、行为反应，帮助疏解子女的压力，青少年在学校遭遇的一部分学业、心理问题可借由家庭渠道解决。亲子关系、亲子互动对青少年心理健康有着显著的正向关系，来自家庭社会资本的情感调节功能有助于青少年的心理疏导，对其产生心理保护作用。在二十世纪八十年代末及九十年代初，我国大量农村剩余劳动力纷纷涌向城市寻找工作的机会，其子女不能随之进入城市而成为"留守儿童"。研究表明，青少年期间有留守经历的大学生，其亲子关系质量较差，继而产生较低的家庭归属感，形成心理健康危机[17]。父母在子女成长中的结构性缺位使得亲子互动受阻，进而不利于青少年的社会心理发展[18]。亲子冲突对青少年的心理影响可通过亲子关系来调节，而较好的亲子关系能够缓解亲子冲突对青少年心理的后续影响[19]。

随着生育率和死亡率的下降，出生时预望寿命显著延长，全球步入老龄化社会。联合国和世界卫生组织通过一系列会议率先提出"积极老龄化"和"健康老龄化"。《国家积极应对人口老龄化中长期规划》数据显示，截至 2018 年，我国 60 岁及以上老年人口总量为 2.49 亿人，占总人口的 17.9%。然而，寿命的延长并不等于健康寿命的延长，作为世界上老龄化人口最多、老年人口增长较快的发展中国家，老年健康不平等依然存在，健康老龄化压力日益凸显。而家庭对老年人健康的影响也不容忽视。研究发现，早期家庭经济状况对老年健康具有直接影响，早期家庭经济状况越好，老年健康状况越好的发生比越高，早期较为严格的家庭养育行为并不能提高老年健康状况为好的发生比，父母受教育程度则可能是通过影响成年社会经济地位变动而间接影响老年健康。持续较高的早期家庭社会经济地位与向上的社会经济地位流动将导致老年健康状况为好的发生比较高，持续较低的早期家庭社会经济地位则相反，即早期家庭环境对老年健康的影响具有累积性。社会经济地位变动对老年健康的影响受到早期家庭养育行为的调节作用。因此，实现健康老龄化既要重视早期家庭社会经济地位又不能忽视早期家庭养育行为[20]。

3. 朋辈关系对健康的影响

随着义务教育的普及，学校愈发成为青少年主要的群体网络。青少年在日常生活、学习中形成了相应的关系，其心理状况、行为模式等会受关系或与之相连接的他人心理和行为的影响。国外研究显示抑郁感、孤独感等消极心理情绪会形成群体感染效应[21,22]。

尽管关于"朋辈教育"的研究很多，以此为主题在中国知网搜索到的词条有近 2500 条，但以"朋辈 * 健康"为主题搜索到的词条仅 300 条，且主要集中在朋辈教育对学生，特别是高中生和大学生心理健康的影响，对小学生仅略有涉及。顾根根[23] 则另辟蹊径，把视线聚焦于农村留守老人，运用访谈法对江西省某县某村中留守老人进行调查，分析社会工作服务在农村互助养老中存在的问题，评估社区开展农村互助养老的可行性。从而对朋辈教育模式在健康管理中的应用提供了一个新的视角、新的领域和新的思路。但遗憾的是，此研究主要从朋辈群体这一角度着重研究在社区中构建老年群体的互助支持网络，增大老年人社交圈，帮助他们有效地缓解孤独，打造一个良好的养老环境。但这种模式对老年人除了心理以外的其他健康问题的影响还没有进行更多、更深入地研究和探讨。

4. 社会经济对健康的影响

经济因素是指影响企业营销活动的一个国家或地区的宏观经济状况，主要包括经济发展状况、经济结构、居民收入、消费者结构等方面的情况。

近年来"996 工作制""过劳死"等词频繁出现在大众视野中。有关资料表明，直接促成"过劳死"的 5 种疾病依次为冠状动脉疾病、主动脉瘤、心瓣膜病、心肌病和脑出血。除此以外，消化系统疾病、肾衰竭、感染性疾病也会导致"过劳死"。

"过劳死"是因为工作时间过长，劳动强度过重，心理压力太大，从而出现精疲力竭的亚健康状态，由于积重难返，将突然引发身体潜在的疾病急性恶化，救治不及时而危及生命，据报道：日本每年约有1 万人因过劳而猝死。根据世界卫生组织调查统计，在美国、英国、日本、澳大利亚等地都有过劳死流行率记载，而"过劳死"一词近 15年来才被医学界正式命名。2012 年 10 月一份报告显示每年过劳死的人数达到 60 万，过劳死尤其是青壮年过劳死现象再次成为人们关注的焦点。人们开始将收入、工作时间等概念与健康相关联。

顾丽娟等采用中国综合社会调查与中国统计年鉴数据，从个体、社区及省三个层次提取象征社会经济发展与环境状况的单一或复合性指标，系统探讨社会经济发展与环境对较低、中等及较高收入群体健康状况的影响。研究结果表明：收入、教育、政府服务等社会经济因子仅能促进中低收入群体的健康状况，说明较高收入群体在这些方面已经具有了很高的水平，社会经济条件的不平等首先导致了三种收入群体的健康不公平。而不同收入群体在对环境污染的抵御能力及良好环境资源占有上的不公正性，使得环境资源对较高收入群体的健康状况最有利[24]。

朱晶晶则探究了工作时间对健康水平的影响是否会随着收入的变化而变化。结果显示：工作时间的增加对健康水平的影响存在先上升后下降的倒 U 形关系。在经济生活中劳动者在面对"经济生工作制"带来的影响时，企业通过采取简单的收入政策会因此带来干扰，在工作时间不太长时，用收入作为回报可以缓解健康水平；但是工作时间增长率过高时，则收入不能缓解健康水平的恶化。因此，个人需要在一定程度上权衡收入劳作给健康带来的利弊。收入会带来健康水平的上升，但是工作时间过长会不利于个人健康，甚至收入的增加也不会对这一结果有所缓解。提示对企业而言，如果要关注企业员工带来的长久效益，就不能短暂地从收入角度考虑，也应该关注员工的身心健康，不要过多消耗劳动者的体力精力，过多地压榨劳动者的时间[25]。

（五）健康环境建设

2016 年 10 月 25 日，中共中央、国务院印发《"健康中国 2030"规划纲要》（以下简称《纲要》），是我国积极参与全球健康治理、履行我国对联合国"2030 可持续发展议程"承诺的重要举措。

《纲要》第五章从深入开展爱国卫生运动、加强影响健康的环境问题治理、保障食品药品安全、完善公共安全体系四个方面规划了国家、政府层面建设健康环境的总目标与总任务。

1. 国家层面的健康环境建设

（1）城乡环境卫生整洁行动　由全国爱卫会决定开展城乡环境卫生整洁行动。具体内容为：持续推进城乡环境卫生整洁行动，完善城乡环境卫生基础设施和长效机制，统筹治理城乡环境卫生。加大农村人居环境治理力度，全面加强农村垃圾治理，实施农村生活污水治理工程，大力推广清洁能源。

厕所是衡量文明的重要标志，改善厕所卫生状况直接关系到这些国家人民的健康和环境状况。虽然自 1990 年以来，没有任何卫生设施可用和直接在室外方便的人数已经减少了 2.71 亿，但仍有 11 亿人，15％的世界人口在根本没有卫生设施可用的环境生活。令人震惊的是，在印度约有 6.5 亿人仍是露天排便，占了全世界露天排便人数的 60％。排泄物会污染食物和水源，引发肠道疾病，造成每年 150 万未满五岁的儿童丧生，比获得性免疫缺陷综合征和疟疾共同造成的死亡人数还高。

印度河流域文明的考古证据显示，冲水式马桶从大约公元前 3000 年起便已存在，只是形式有所不同。但当代的冲水式厕所用水量是人均每日饮水量的 10 倍，在用水和排污网络不发达的地区显然就不太适用。联合国千年发展目标 2012 报告指出："发展中地区将近一半人口（25 亿）仍无法获得改善的卫生设施。"

"厕所革命"是指对发展中国家的厕所进行改造的一项举措，最早由联合国儿童基金会提出。自 2015 年起，国家旅游局在全国范围内启动三年旅游厕所建设和管理行动，2016 年 11 月 19 日，由国家旅游局主办的"世界厕所日暨中国厕所革命宣传日"活动在人民网举办。全国已经完成新改建厕所 39393 座，其中新建 27137 座，改扩建 12256 座，累计完成厕所革命 3 年行动计划的 69.1％。2017 年 4 月 13 日，国家旅游局组织力量，对各地厕所革命进展情况开展大规模明察暗访，重点督查各地厕所建设进度，特别是厕所革命"三年行动计划"执行情况。"小民生"已经转化成为国家、地方政府的公共卫生服务和生态文明建设、健康中国建设的重要组成部分。

（2）环境与健康综合监测网络体系　指在各部门相关监测网络、监测工作和监测力量基础上，进一步加强监测设备与人员队伍建设，建立饮水安全和健康监测网络、空气污染导致健康损害的监测网络筛选机制、土壤环境污染对公众健康影响的监测网络、极端天气气候事件与健康监测网络及公共场所卫生和特定场所生物安全监测网络。

2013 年，中国发布《大气污染防治行动计划》即"大气十条"。到 2017 年，"大气十条"确定的目标如期实现，全国空气质量总体改善，京津冀、长三角、珠三角等重点区域改善明显，也有力推动了产业、能源和交通运输等重点领域结构优化，大气污染防治的新机制基本形成。但大气污染形势仍然不容乐观，个别地区污染仍然较重。京津冀地区仍然是全国环境空气质量最差的地区，河北、山西、天津、河南、山东 5 省市优良天气比例仍不到 60%，汾渭平原近年来大气污染不降反升，反弹比较厉害。

2018 年，国务院印发《打赢蓝天保卫战三年行动计划》，提出了"经过 3 年努力，大幅减少主要大气污染物排放总量，协同减少温室气体排放，进一步明显降低细颗粒物（PM2.5）浓度，明显减少重污染天数，明显改善环境空气质量，明显增强人民的蓝天幸福感"的目标任务。计划到 2020 年，二氧化硫、氮氧化物排放总量分别比 2015 年下降 15% 以上；PM2.5 未达标地级及以上城市浓度比 2015 年下降 18% 以上，地级及以上城市空气质量优良天数比率达到 80%，重度及以上污染天数比率比 2015 年下降 25% 以上。相关的监测数据表明，这些任务指标均已经完成。

2. 地方政府层面的健康环境建设

（1）健康城乡与健康村镇建设　《纲要》提出到 2030 年，国家卫生城市数量提高到全国城市总数的 50%。建成一批健康城市、一批健康村镇和一批村镇建设示范市，县乡村三级公共体育场地面积不低于 2.3 米^2，城镇社区实现 15 个健康圈全覆盖，学校体育场地设施与器材配置率达到 100%。

体育场地设施与器材配置率＝(某一地区配备体育场地与器材的学校/该地区全部学校数)×100%。

这些建设目标的达成主要依靠地方政府与各社会机构、人员协作达成。

（2）垃圾分类　　垃圾分类指按一定规定或标准将垃圾分类储存、分类投放和分类搬运，从而转变成公共资源的一系列活动的总称。分类的目的是提高垃圾的资源价值和经济价值，力争物尽其用。2019 年 7 月 1 日，上海正式实施《上海市生活垃圾管理条例》。10 月 14 日至 11 月 13 日，北京市城市管理委起草《北京市生活垃圾管理条例修正案》公开征求意见，个人未将生活垃圾分别投放至相应收集容器的，由城市管理综合执法部门责令立即改正，拒不改正的，处 200 元罚款。

垃圾分类目前还属于地方立法实施阶段，按计划，到 2020 年底，还有 46 个城市要加入垃圾分类大军。2025 年前，全国地级及以上城市要基本建成垃圾分类处理系统。

相比日本、瑞典等国家，我国的垃圾分类处理水平还有很多改进和发展的空间。律师黄小山在"一席"中以"垃圾处理是技术问题还是哲学问题？抑或是文化问题、健康素养问题？"为题讲了这样一个故事：

作为律师，我曾经组织 100 多人上街游行抗议在我居住的小区边焚烧垃圾而被行政拘留 5 天，也曾通过调查研究并向政府提交了 70 页的研究报告和建议。我也为如何处理垃圾翻遍了物理、化学的课本……十年前我随政府考察团到日本考察垃圾处理。一天上午 9 点，我在车上吃了一个香蕉，想想自己再怎么说也算是个环保人士，不能乱扔垃圾吧，所以我想下车后再找个垃圾桶扔掉香蕉皮。可是，这一天直到我下午 6 点多回到酒店时，我才把这只香蕉皮扔掉——东京的街上，我没找着一个垃圾桶！我不禁想到了那个问题：我是谁？我从哪里来？我到哪里去？考察的结果出乎我的意料，原来东京的垃圾处理办法就是：分类投放、定时回收。而要做到这一点只有三个步骤：所谓分类投放就是每一个人都把垃圾带回家——哪怕只是一张擦过汗的面纸；在家就把垃圾分类好，政府规定投放各类垃圾的投放时间——家里都把星期几能扔什么垃圾制成表贴在家里醒目的位置；每天早上9点以前是扔垃圾时间——每一个人都把家里包好的垃圾整齐地堆放在路边，9点则被专人收走，去这类垃圾该去的地方……也许政府对垃圾的回收管理模式只是个技术问题，或者已经回答了"我是谁？我从哪里来？将往哪里去？"的哲学命题。而引起我更深层思考的是：日本人怎么这么"听话"，能够把这么细碎的事情做得那么准确和到位？这是文化问题还是健康素养问题？

垃圾分类处理是影响环境健康的关键性要素，也是影响人们身体健康的关键性要素。从这个故事不难看出，尽管政府是垃圾分类处理的主体，但人是大量生活垃圾的"生产"者，垃圾能够顺利地运往其该去的地方，并被有效地处置，却是由我们每一个人的行为所决定的。或者说，如何丢垃圾也从某个侧面折射出一个人的健康素养水平，最终也在某个侧面反映出国民的整体素质水平和国家科技发展水平。

3. 个人层面的健康环境建设

个人健康会受环境影响，同时个人作为社会一员也处于公共环境当中，影响着公共环境的健康。每一个人都对创造舒适环境负有责任。

（1）打造健康居所　打造健康居所就是要保证自己居住的环境要保持健康，保持居所的干净、整洁，及时处理威胁人体健康的危险因素，定期检查威胁健康的危险环节。

（2）优化生活环境　可以优化生活环境的事很多，需要个人自我选择和处置。如美化居室，让居室环境更加宜人；在居所内养花、养鱼等，增添绿色，增加生机，愉悦性情；绿化居所周边环境，让居所环境更加优美等。

（3）工作张弛有度　努力工作是为了享受更好的、更高品质的生活。上班时努力提高业务技能和工作绩效，拒绝不必要的加班，特别是连续加班，下班后将生活安排得丰富多彩，健康、快乐的生活才是应该倡导的工作理念。

（4）与人为伴和与人为善　由于每个人的家庭背景、生活经历、生活习惯、思维方式、受教育程度不同，人与人在一起交流和生活、工作时难免存在不同意见。要学会从心底尊重别人、求同存异、以德报怨，才能形成健康的人际环境。

（5）维护公共环境健康　人是社会性动物，人们不仅应该创造自己舒适的生活环境和工作环境，还应共同创造一个属于大家共有的、舒适的社会环境。养成良好的卫生习惯，自觉维护公共环境的卫生，不损坏公共绿化设施，不在公共场所吸烟和大声喧哗，不带传染病去公共场所，遇到矛盾主动谦让，以沟通方式寻求解决问题的办法，乘坐公共交通工具主动给老弱病残孕及带小孩的乘客让座等。

四、其他因素

二十世纪是医学技术快速发展的时代。随着疾病谱的变化，慢性疾病的控制成为社会关注的焦点。尽管疾病究竟是基因决定还是环境决定在医学界还存在争论。但不同性别、不同年龄以及不同个体在同样的环境中却有不同的变化和反应，却是不争的事实。

（一）性别因素

性别分为生理性别和社会性别。生理性别是人与生俱来的特征，不因种族、民族、国家的不同而有差异。

1. 生理性别与健康

染色体是人体细胞核中的带有遗传信息的物质。在显微镜下呈圆柱状或杆状，由脱氧核糖核酸（DNA）和蛋白质组成。在有性繁殖的大多数物种中，含有两个染色体组，称为二倍体。性细胞如精子、卵子等是单倍体，染色体数目只是体细胞染色体数的一半。人的体细胞染色体数目为 46 条，可以按其大小、形态配成 23 对。其中 22 对为男女共有，称为常染色体，第 23 对染色体为性染色体，雄性个体细胞的性染色体为 X 或 Y，而雌性个体的性染色体则为 X。第 23 对染色体是区别男女生理性别的最本质特征，并由此产生男女不同的身体结构、生理特征等差异。而这种差异也与健康有一定的关系，例如：男性没有子宫，所以子宫内膜炎这样的疾病不可能发生于男性；男性没有卵巢，所以卵巢疾病只为女性患有。同理，前列腺是男性独有的器官，所以女性不可能患前列腺炎或前列腺癌。这些与性器官、性腺密切相关的疾病都与人的生理性别关系密切。但值得注意的是，男女都有乳腺，但受性激素影响，乳腺发育是女性的性征之一，乳腺癌在女性中并不鲜见。但对男性而言，男性乳腺不发育并不能排除男性患乳腺癌的风险，特别是因各种因素导致的激素类药品滥用的情况下，以及因盲目使用各种所谓的"保健品"时，这种风险会大大增加。

不同性别人群不仅在生理结构上有所区别，某些生理指标也存在性别差异，从而使某些疾病的严重性表现出与性别差异的相关性。例如：由上呼吸道完全或部分阻塞引起的常见睡眠结构紊乱性疾病，通常与血氧饱和度的降低有关[26]，在男性中的发病率显著高于女性，并且随着年龄的增长，发病率也会升高。研究表明，上呼吸道完全或部分阻塞引起的常见睡眠结构紊乱性疾病与多种心血管疾病有关，患者夜间睡眠时容易反复发生间歇性低氧，并且刺激患者肾素-血管紧张素-醛固酮系统，从而引起体内的血压、电解质和体液平衡失调[27]。代谢综合征是以腹型肥胖、高血压、血脂异常、糖代谢异常、微量白蛋白尿以及高尿酸血症等多种疾病状态在个体聚集为特征的一组临床综合征[28]。Lu 等报道：我国 31 省市 98658 例年龄不低于 18 岁的成年人中，代谢综合征患病率为 33.9％，女性患病率多于男性[29]。但丁丽敏等对上海市 9277 例健康人群调查研究结果却与之相反：女性绝经后代谢综合征发病率显著增加，男性组代谢综合征患病率远高于女性组，可能与男性应酬多，饮食中肉类食物较多，工作压力大，缺乏规律运动，以及吸烟、饮酒等因素有关[30]。女性绝经前有雌激素的保护，雌激素具有增加冠状动脉血流量、调节血压的稳定性等作用，对于血管内皮有一定的保护作用。此外，雌激素也存在调节血脂水平及抗炎等作用[31]。

2. 社会性别与健康

社会性别是由后天形成，并受社会的政治、经济、文化等因素相互影响的社会角色认知与期待。社会性别具有动态发展性、历史阶段性、社会性和共塑性等特征。

社会性别是当代妇女理论的核心概念和女权主义学术的中心内容。社会性别理论认为：男女两性各自承担的性别角色并非是由生理性别决定的，而主要是后天的、在社会文化的制约中形成的。男女两性在社会中的角色和地位、社会对性别角色的期待和评价、关于性别的成见和对性别差异的社会认识等，既是社会的产物，却又反过来通过宗教、教育、法律、社会机制等得到进一步发挥和巩固，在国家参与运作下被规范化、制度化、体制化、两极化、社会期待模式化。

社会性别对健康的影响更多集中于心理健康的影响，但不同因素对健康的影响程度有所不同。例如，有研究表明：工作时长的不足会对个体睡眠、饮食等方面产生不良影响，严重者甚至会染上抽烟、酗酒的恶习，而工作时长不足所导致的收入不足则会引发焦虑等一系列心理问题，如不及时加以控制，长此以往必将对其身体健康状况产生严重不良影响。工作时长超过 40 小时/周时，男性职工与女性职工的情况开始出现差异。在长期的超负荷工作中，女性职工的身体健康恶化情况要远快于男性职工[32]。

3. 性别错位症

性别错位症是指一个人在心理上无法认同自己的生理性别，并为此产生的一系列错位症状。性别认同是一个人对自己的生理性别的自然认知，如果孩子在幼儿期不能及时完成性别认同，日后就有可能会出现不同程度的性别偏差行为，影响各方面的发展，甚至影响身心健康。

生物学研究表明，在胚胎期人的性腺结构在发育初期倾向于形成女性器官卵巢，心理学家曼内称之为"夏娃原理"。如果缺乏雄性激素，胎儿在母体内就会引起男性大脑女性化，从而造成性别认同的困难。从另一方面看，人的性别认同是通过对自我性别体相的理解，对神经内分泌和排尿等生理活动机制的初步明确，以及通过父母的示范作用、社会的强化作用和语言的影响等得以发展的。孩子最终确认自己是男孩还是女孩，主要是在外界环境和教育等因素的渗透下缓慢进行的。如果外界没有给予孩子正确的导向，孩子就有可能产生性别角色混淆。性别认同是孩子探知外在世界的途径之一，是一个人对自我性别的归属感，也就是对于自己是男是女的划分。性别角色决定了人的性角色和未来的社会角色，它既包括对自身的认识，也包括对他人及环境的认识。

性别错位在不同的文化背景下认知程度与认同程度均有不同。在基督教反同性恋传统的笼罩下，同性恋在西方基督教文化中，尤其是 14～15 世纪之后，成为一种不道德的违法行为。自 19 世纪至

20世纪上半叶，西方医学话语倾向于将同性恋视为性变态行为。因社会的不认同而导致的心理异常，在很多文学作品、影视作品中均有描述。长期以来，同性恋者一直处在社会的边缘地带，大部分的同性恋者都生活在恐惧和愧疚当中。有专家曾对生活在大中城市、受过良好教育、相对年轻和"活跃"的男同性恋者进行调查。结果显示，同性恋者的心理健康状况非常令人担忧，生活处境也十分困难。因为普遍受到社会歧视，其中有30.0%～35.0%的同性恋者有过强烈的自杀念头，9.0%～13.0%的同性恋者有过自杀行为，67.0%的同性恋者感到"非常孤独"，63.0%的同性恋者感到"相当压抑"。另有超过50%的同性恋者因为不被理解，曾感到很痛苦并严重影响生活和工作。另有报道，通过同性性行为途径感染HIV的风险显著增加[33]。

20世纪中叶以来西方社会开始了同性恋合法化和去病理化的进程，似呈现出逐渐放任和包容的趋势。对性别错位的分析研究，更多是从文学、社会学的角度，甚至是从艺术的角度进行探究。产生性别错位的原因研究也不多，一般都归结于个人成长环境，特别是家庭环境性别角色缺失的影响。

（二）遗传因素

遗传疾病是指遗传物质发生改变或者由致病基因所控制的疾病，通常具有垂直传递和终身性的特征，具有由亲代向后代传递的特点。遗传病常为先天性的，但也可后天发病。如先天愚型、多指（趾）、先天性聋哑、血友病等，这些遗传病完全由遗传因素决定发病，并且出生一定时间后才发病，有时要经过几年、十几年甚至几十年后才能出现明显症状。目前已知的遗传病有四千多种，包括染色体病、单基因病和多基因病三大类，通常情况只有是至亲的血亲才会遗传。

1. 遗传学简介

1865 年奥地利牧师孟德尔进行了豌豆杂交试验，发现了遗传分离规律和自由组合规律。但直到 1900 年，这种规律被欧洲三位生物学家独立重新发现才引起科学界重视，并被命名为"孟德尔定律"。兰德茨坦纳发现人类 ABO 血型是按孟德尔定律遗传的。20世纪初，摩尔根利用果蝇研究遗传性状，提出了染色体遗传理论，40 年代中期确定了人体染色体数目，50 年代至 70 年代初，逐条完成了染色体的鉴定。DNA 双螺旋结构确立后，科学家阐明了整个生物世界遗传信息的统一密码，提出了原核细胞基因活动的操纵分子学说，体细胞遗传学和重组 DNA 技术相结合，为基因组小儿时期功能、基因定位、肿瘤发生、产前诊断、基因治疗等提供了重要的理论根据，并发展形成了遗传工程学。

2. 遗传疾病的管理

遗传病的主要危害包括三个方面。一是影响身体和智力发育，如唐氏综合征，出现智力低下、智力发育落后，自闭症等。二是功能损害，如先天性心脏病、血友病等，影响造血功能、凝血功能、心脏功能发育等。三是遗传后代，具有遗传性，对家族的危害性比较大。20 世纪 80 年代中期已发现单基因遗传病达 3368 种，多基因遗传病数百种，染色体疾病约 450 种。有资料表明：我国有 20%～25% 的人患有各种遗传病，每年出生的儿童中，1.3% 有先天性缺陷，其中 70%～80% 由遗传因素引起；15 岁以下死亡儿童中，40% 为各种遗传病所致；自然流产儿中约 50% 为遗传病引起。随着遗传学的发展，不仅弄清了一些遗传病症的发病机制，而且也找到了治疗和预防的方法。目前通过产前诊断和产前治疗、饮食控制、酶的替代等，能够有效地降低遗传病和先天性病症的发病率。

鉴于遗传病对人类的危害和对人口质量的影响，对遗传病实施管理尤为重要。对遗传病的监测和预防的措施包括：禁止近亲结婚，有效地降低隐性遗传病的发病率；开展遗传咨询，提供优生优育教育；进行产前临床诊断，对遗传病进行筛查，以便于及时终止妊娠。

3. 基因重组计划及其意义

人类基因组计划的宗旨在于测定组成人类染色体（指单倍体）中所包含的30亿个碱基对组成的核苷酸序列，从而绘制人类基因组图谱，并且辨识其载有的基因及其序列，达到破译人类遗传信息的最终目的。人类基因组计划由美国科学家于1985年率先提出，于1990年正式启动的。美国、英国、法国、德国、日本和中国科学家共同参与了这一预算达30亿美元的人类基因组计划。按照这个计划的设想，在2005年，要把人体内约2.5万个基因的密码全部解开，同时绘制出人类基因的图谱。换句话说，就是要揭开组成人体2.5万个基因的30亿个碱基对的秘密。截止到2003年4月14日，人类基因组计划的测序工作已经完成。其中，2001年人类基因组工作草图的发表被认为是人类基因组计划成功的里程碑。2000年6月26日，参加人类基因组工程项目的美国、英国、法国、德国、日本和中国的6国科学家共同宣布，人类基因组草图的绘制工作已经完成。最终完成图要求测序所用的克隆能忠实地代表常染色体的基因组结构，序列错误率低于万分之一。由于人类基因测序和基因专利可能会带来巨大的商业价值，各国政府和一些企业都在积极地投入该项研究，如1997年AMGEN公司转让了一个与中枢神经疾病有关的基因而获利3.92亿美元。

人类疾病相关的基因是人类基因组中结构和功能完整性至关重要的信息。对于单基因病，采用"定位克隆"和"定位候选克隆"的全新思路，导致了亨廷顿病、遗传性结肠癌和乳腺癌等一大批单基因遗传病致病基因的发现，为这些疾病的基因诊断和基因治疗奠定了基础。对于心血管疾病、肿瘤、糖尿病、神经精神类疾病（如阿尔茨海默病、精神分裂症）、自身免疫性疾病等多基因疾病仍是疾病基因研究的重点。

（三）年龄因素

有研究表明，年龄与患者就医频率和医疗资源消耗明确相关。特别是在住院医疗使用成本上，年龄是最关键的影响因素。医疗服务与费用总体趋势随着年龄增加而增长，在 60～64 岁达到高峰[34]。

1. 不同年龄人群有不同的疾病谱

儿童因各系统发育不完善，更容易受到各种病原体的伤害。袁什华等对深圳市 13249 例儿童临床资料进行疾病系统和疾病种类分析发现：排名前 3 位的系统疾病均为呼吸系统疾病、消化系统疾病、传染病和寄生虫病[35]。但程新春等对新疆 2005～2017 年老年住院患者 264707 例临床资料进行回顾性分析，结果显示：循环、呼吸系统疾病及消化系统疾病是老年人住院的最重要的系统疾病，冠心病、高血压病、慢性支气管炎急性发作位居十大单病种之首[36]。在发展中国家慢性病的致死率和致残率超过传染性疾病，约占 49%，65 岁以上人口中有 88% 罹患一种或多种慢性疾病[37]。

2. 同样的疾病在不同年龄人群中的临床表现有差异

不同年龄人体的功能状态不同，因此尽管病机病理相同，但在不同年龄人群中也有不同的表现，风险也大不相同。张会平研究500 例不同年龄段体重指数对妊娠结局的影响发现：高龄组妊娠期高血压、糖尿病并发症、产后出血、贫血发生率等均显著高于适龄组[38]。子宫异常出血致病因素与内膜增生病理情况均较复杂多变，而围绝经期女性是子宫异常出血患者中的高危群体，内膜增生总发生率明显高于育龄期组与绝经期组[39]。崔肆茂对不同年龄上消化道出血患者的病因及临床特征分析认为：在中青年群体中，以十二指肠溃疡最为常见，随着年龄的不断增加，会逐渐转变成复合性溃疡以及胃溃疡，出现这一现象的原因主要有：年龄的不断增加让患者的机体免疫力变差；患者胃黏膜发生病变，或者是出现合并基础性病变的情况；患者因为患有高血压、脑梗死以及糖尿病等疾病的缘故，需要长期服用阿司匹林等药物，导致胃黏膜受到严重损害；日常饮食等方面的刺激等[40]。

临床表现与年龄的相关性还表现在对药物的敏感性。血脑屏障是指脑毛细血管壁与神经胶质细胞形成的血浆与脑细胞之间的屏障和由脉络丛形成的血浆和脑脊液之间的屏障，这些屏障能够阻止某些物质（多半是有害的）由血液进入脑组织。血液中多种溶质（包括药物）从脑毛细血管进入脑组织有难有易，有些很快通过，有些较慢，有些则完全不能通过。这种有选择性的通透现象使人们设想可能有限制溶质透过的某种结构存在，这种结构可使脑组织少受甚至不受循环血液中有害物质的损害，从而保持脑组织内环境的基本稳定，对维持中枢神经系统正常生理状态具有重要的生物学意义。儿童的血脑屏障发育尚不完善，因此药物进入人体后透过血脑屏障的数量及透过速度均与成人有所不同，加之儿童体内药物与血浆蛋白结合率、药物在体内的代谢与排泄速率均与成人有所差异，从而显著改变药物的量-效关系。这是同一种药物儿童用药剂量需按年龄进行换算减量的重要原因。

3. 随着年龄增长机体功能退化而形成退行性疾病

人体功能与年龄密切相关，青少年时期，随着身体的不断发育，各系统功能呈提升状态，进入青春期后逐渐趋于成熟，各系统功能能有相当长的一段时间处于"平台期"，40岁左右则开始进入衰退期。在不同的年龄段，人体各成分的比例也有区别，杨乐等对某地区不同性别不同年龄成年人体成分测量指标的检测分析结果表明：成年人体成分存在性别差异，女性体脂肪含量高于男性，男性内脏脂肪面积及骨骼肌肉量高于女性；成年人体成分在不同年龄间亦存在差异，脂肪组织含量及浮肿指数在高年龄段增加，而其他非脂肪组织含量在高年龄段减低[41]。

当人体进入衰退期后，机体代谢速度减慢，体能衰减，体内"废物"清除速度减缓，有些对年轻人没有影响的因素可能就会带来患病的风险。例如进入老年阶段，人体肌肉量减少、肌肉弹性和强度降低，人就容易发生颈椎病、胸椎的小关节错位、腰椎椎体滑脱、腰椎间盘突出、椎管狭窄等一系列疾病。主要病理变化是有局部的骨质增生、韧带的肥厚、钙化，或者是有椎间盘的突出，进而造成脊柱本身的病变，并且可以通过脊髓和神经根的压迫刺激，导致出现一系列的周围神经病变症状。关节退变、骨钙流失速度加快，则容易发生骨性关节炎、创伤性关节炎，或者是关节内其他附属结构的破坏，像半月板、软骨、韧带的损伤等。骨的相关退行性病变，比如在某些骨突的部位如果有异常的骨质增生，也就是老百姓所说的骨刺，那么往往会造成局部明显的疼痛、肿胀以及严重的活动受限。

人体的功能与年龄的关系可以通过饮食调整、运动等方式获得一定程度的改变。但这种改变通常只是一定程度上延长平台期和延缓衰退速度，并不能改变衰退的总体趋势，退行性疾病通常是单向性的，临床干预方式通常只能缓解症状，一般情况下不能治愈，甚至干预不当或干预过度都有可能加速病情的发展。提示对个人的健康管理需要尽早，对于退行性疾病应有正确的认识，治疗应以缓解疼痛、提高生活质量为基本原则。

第四节　健康管理与大健康产业

健康医学与疾病医学相对应，是从"健康"这个视角来研究问题，其研究的内容是健康的状态与水平、影响健康的因素、维护健康的能力、维护健康的方法等，发展形成健康促进、健康管理等学科体系，并且形成健康医学模式。

个体健康管理需要以个人自我提升健康素养为支撑，而健康素养的内涵之一是能够正确地认识健康、能够有效地评估自身健康，并通过对自身行为的自我调控，主动维护和促进自己的健康[42]。

一、健康观及其理解

健康观是指个人对健康的理解和对待健康的态度。具有正确的健康观，才能理解基本的健康信息和服务，并做出正确的判断和决定。

（一）从状态的角度理解健康

1. 状态的概念

状态一词的本意，是指状貌特征与动作情态，如人或事物表现出来的形态。例如，明·李东阳对马远《水图》评论："右，马远画水十二幅，状态各不同。"郭沫若在《洪波曲》第十四章所言：

"每一个人的眼睛里面，都饱含着一种在饥饿状态中所独有的冷焰。"

"状态"也是系统科学常用的概念，指系统的可观察和识别的状况、态势、特征等，是刻画系统定性性质的概念，如物质的固态、液态、气态等。

2. 西医的健康状态

"健康"这一概念是1946年世界卫生组织正式提出来的。1989年世界卫生组织对健康作了新的定义，即健康不仅是没有疾病，而且包括躯体健康、心理健康、社会适应良好和道德健康。这个健康定义虽然在上述健康概念基础上增加了道德健康，但依然忽视了自然环境对人体健康的影响。

3. 中医的健康状态

中医所定义的健康状态，包括体质的健康状态、神的健康状态、脏腑调和的健康状态、经络和畅的健康状态、气血调和的健康状态等。在诸多健康状态的辨识方法中，体质辨识是对人体相对稳定的健康状态的反应，而脏腑经络辨识、形神辨识、气血津液辨识等则是对人体即时健康状态的反应。因此，联合多种辨识方法，构建健康状态辨识体系，形成常态与动态结合、主观与客观结合、人机互参的中医健康状态个体化辨识方法，以及宏观与微观、定性与定量相结合的技术规范，对于把握全民健康状态具有重要的应用价值。

4. 健康状态的理解

尽管中医、西医对健康的定义有所不同，但本质上并没有显著差异，只不过是观察与描述的方式不同而已。根据对状态的定义，可以理解健康的状态就是能够体现健康的状况和态势。包括人体在一定时间内形态结构、生理功能、心理状态、适应外界环境能力的综合水平。这一水平是可以通过一系列的组合指标来进行描述的，例如，从西医的角度来说，人的血压、体温等表观体征处于正常值范围，通过临床医学检测人体和血红蛋白数量、血小板等指标处于正常值范围等，都能从某个侧面说明人体处于健康状态。反之，如果某些指标数据出现偏离正常值范围，则预示健康状态发生了变化，可能存在疾病的风险。从中医的角度来说，人的气血、经络不通畅所导致的在脉象、面色、精神的变化，也预示着健康状态出了问题。

（二）从动态变化的角度理解健康

1. 健康的人首先是"活"着的人

只有活着的人才有健康或者不健康的说法。从这一点也能知道生命的可贵，活着的标志之一是有变化、是活动的。

健康与疾病是人类生命历程中的两种不同状态。这两种状态在各种因素作用下可以相互转化，但也可能由于认知及技术手段的局限，某些疾病状态发生后不能发生转归而向着疾病更加严重的方向发展。健康或疾病状态可以用某些具体的量化指标进行描述，这些指标的变化过程也是健康动态变化与发展的过程。

中医理论认为：一切物质，包括整个自然界，都处于永恒而无休止的运动之中，"动而不息"是自然界的根本规律，运动是物质的存在形式及其固有属性。自然界的各种现象，包括生命活动、健康、疾病等都是物质运动的表现形式。因此，运动是绝对的、永恒的。摒弃一成不变、静止、僵化的观点，就是恒动观念。

无论中医还是西医，都把"活着"作为健康的基本前提。而活着的标志之一就是有运动、有变化，而且这种运行与变化应符合人体正常的规律，能够根据各种内在与外在的因素变化进行自动调节，从而实现机体内外的平衡。

恒动观念为健康状态的判断提供了一种可参照的标准。正因为健康是动态变化的，所以对于人体生命的各种健康指标都不会定位在某一个数值，而是用该数值一定的变化范围予以衡量。对健康指标的关注不仅是健康指标数值是否在正常范围内，还应该关注这些健康指标的动态变化趋势，从而提示个人在正确的时间节点采取恰当的措施，对这些健康指标予以调控。例如人正常的生命活动可以用一些简单的方法予以测量，如体温、脉搏、呼吸频率、血压等。通过对特征指标的观察可以判断人是否处于健康状态，如体温在 36～37℃ 是正常的，因昼夜变化或性别、年龄不同以及肌肉活动、精神因素等，体温可能有所波动，但体温高于 37.0℃ 则意味着生命功能的亢进，通常伴随多种人体生理生化项目检测结果都高于正常值，人体处于非健康状态。如果体温低于 35.0℃，则意味着生命处于减退或抑制状态，人的组织、器官不能发挥正常功能，如不及时纠正可能导致疾病向重症发展，甚至导致生命的终结。同样，正常的舒张压为 60～90mmHg、收缩压为 90～140mmHg，如果血压超出正常值范围较少，应该多观察几天，看看是否会产生持续性变化和向同一个方向变化，如果发现持续升高或持续降低的趋势，不论数值偏离正常值多少都应该予以重视。

2. 健康与亚健康的相互转化

亚健康是健康状态向疾病状态转化进程中的一个过渡性阶段。亚健康是近年来基于健康程度评估，对基本的健康状态已经发生变化，但在各种临床指征上并未达到临床疾病诊断标准的状况所提出的一个概念。由于临床上没有达到疾病的诊断标准，故目前对亚健康问题的认识与评价、处置的态度也有所不同。

袁野就提出了"职业倦怠是矫情吗？"的疑问：提到瑞典，很多人的脑海里的第一印象是"高福利"下的悠闲生活——北欧风的办公室，数不清的"茶歇"……数据显示，每个瑞典公民每年至少享有5周假期，只有不到1%的人每周工作超过50小时。但近年来，被诊断患有慢性倦怠症的瑞典人数量迅速上升。根据瑞典社会保险机构的数据，"职业倦怠"是2018年瑞典人失业的最常见原因，在所有年龄段的劳工社保案例中，这类疾病占20%以上。年轻人的情况更加糟糕，自2013年以来，25～29岁人群的患病人数增加了144%。多数国家不承认"疲惫"或"职业倦怠"是疾病，但瑞典认可这种诊断。瑞典卡罗林斯卡医学院精神病学家玛丽·阿斯伯格解释说，倦怠症因人而异，但通常包括"长期持续的压力"，可能表现为严重的疲劳、焦虑、注意力难以集中和其他认知障碍。

到目前为止，亚健康问题并未获得人们的高度重视。赖秋媛等对广州高校女教师亚健康与家庭、工作压力影响的相关性进行了研究，结果表明：广州高校女教师亚健康发生率与家庭及工作压力关系密切。高校女教师亚健康的发生率与年龄、学历、职称、家庭因素、人际交往情况、科研困扰、教学时长及学生评价有着显著的相关性，但与个人月薪及备课时长无关[43]。

从健康的动态变化视角看，亚健康状态是人体的健康向疾病的方向发展的征兆，提示的是健康变化的方向与趋势，人们可以不将亚健康看作是疾病，但如果对此予以足够的重视并采取有效的干预措施，就可以扭转身体状态发展的方向，实现维护健康的目的。因此对亚健康状态保持密切的关注就是正确健康观的一种具体的行为表现。

根据症状分为躯体亚健康、心理亚健康、人际交往亚健康、道德亚健康。

（1）亚健康的临床表现　躯体亚健康表现为疲劳乏力、精力不足、胸闷气短、头晕头痛、记忆力减退、睡眠障碍，甚至女性出现月经不调，男性性功能减退，以及免疫力低下、反复感冒等。心理亚健康表现为孤独、无助、紧张、焦虑，缺乏解决问题的能力，甚至出现心理疾病，长期紧张、焦虑，易导致高血压、冠心病、脑卒中。人际交往亚健康表现为人际关系紧张、家庭关系不和谐，学习、生活、工作能力下降。道德亚健康表现为道德偏失，以及自我评价能力下降等。

（2）诱发亚健康的因素　①过度紧张和压力。研究表明长时期的紧张和压力对健康有四害：一是引发急慢性应激直接损害心血管系统和胃肠系统，造成应激性溃疡和血压升高、心率增快、加速血管硬化进程和心血管事件发生；二是引发脑应激疲劳和认知功能下降；三是破坏生物钟，影响睡眠质量；四是免疫功能下降，导致恶性肿瘤和感染机会增加。②不良生活方式和习惯。如高盐、高脂和高热量饮食，大量吸烟、饮酒及久坐不运动是造成亚健康的最常见原因。③环境污染的不良影响。如水源和空气污染、噪声、微波、电磁波及其他化学、物理因素污染是防不胜防的健康隐性杀手。④不良精神、心理因素刺激。以郁郁寡欢，或焦躁不安、急躁易怒，或恐惧胆怯，或短期记忆力下降、注意力不能集中等精神、心理症状表现为主，这是心理亚健康和躯体亚健康的重要因子之一。⑤以人际交往频率减低，或人际关系紧张等社会适应能力下降表现为主。

（3）亚健康的自我诊断　亚健康的评价是一个多维、多层次的，涉及多个学科的内容，张金华拟合了亚健康评述量表（表 1-1）[44]，建立生理指标、心理指标和社会指标三个维度的评价系统。个人可以参考这些条目对个人的健康状况进行简单评估。

表 1-1 亚健康备选指标的重要性评价结果

编号	生理指标	总分	编号	心理指标	总分	编号	社会指标	总分
2	睡眠质量	176.1	32	生活乐趣	155.5	57	家庭成员相处是否和睦	175.6
14	容易疲倦	165.3	34	消极情绪	151.3	58	单位人际关系	164.4
1	食欲	158.5	27	记忆力	150.3	56	人际关系总体评价	156.1
15	日常生活精力	158.1	39	心情不好	145.2	76	家庭情感支持	146.8
26	生理健康总体水平	148.1	31	允满自信	142.3	80	社会健康总体水平	145.1
19	解除疲劳	147.2	36	易怒	141.2	60	交际圈子	143.7
11	头痛头胀	140.7	55	心理健康总体水平	140.4	70	对待生活、学习、工作压力	140.3
17	困乏嗜睡	140.6	37	精神紧张	135.0	68	适应新环境	134.7
18	做事力不从心	140.6	40	压抑感	131.9	65	工作、学习、生活角色表现	131.9
5	胃肠功能	136.7	35	焦虑	131.3	71	生活、学习、工作快乐感觉	131.7
10	肌肉酸痛	133.9	33	对前途的有无希望	128.2	72	休闲方式	130.2
16	精力不济	130.6	38	活得累	128.0	77	倾诉的亲人朋友	130.1
25	腰颈四肢活动	129.0	28	注意力	123.4	74	亲人、朋友帮助	128.7
9	疼痛	127.2	44	生活意义	123.1	78	关系密切朋友的多少	125.3

编号	生理指标	总分	编号	心理指标	总分	编号	社会指标	总分
3	易感冒	124.6	30	思维能力	117.2	63	与陌生人交往	124.7
8	身体不适	122.3	43	疑病症	113.5	73	同事帮助	123.4
7	性生活	119.4	42	恐惧感	112.9	69	克服困难和痛苦	122.1
20	上3~5楼	117.2	45	自我调节	106.4	62	建立新人际关系的难易	116.8
23	行走活动能力	117.1	54	价值观与现实冲突	105.7	79	对朋友的帮助的态度	116.4
6	大小便	112.5	29	学习,思维能力	102.2	75	享乐分忧的朋友	114.8
22	步行1500米	111.4	48	孤独感	102.0	61	集体活动	112.7
21	肌肉紧张	104.4	41	强迫症	100.0	59	邻里关系	109.0
24	家务活动	100.0	46	敏感多疑	99.1	67	角色变化的适应	105.9
12	眼睛酸胀	92.9	49	信仰意义	93.1	66	自我价值评价	103.0
4	头发生长情况	85.4	47	公共场所焦虑症	82.3	64	社交活动	102.6
13	口干	80.5	50	信仰力量	81.5			
			53	信仰作用	77.4			
			51	罪恶感	72.6			
			52	被控制感	58.7			

由于亚健康问题在不同国家定义的标准不同，人们对亚健康问题的认知程度也有很大差异。临床上的干预措施主要是从心理技术上的干预，药物干预的方式、方法还没有建立标准。因此更需要个人的自我管理和调控。适当的休息和放松是缓解亚健康相关症状的必要手段。

（三）从整体的角度理解健康

科学的健康观强调对健康的全面理解。整体就是统一性和完整性。从整体的角度理解健康是要求在评估健康状态时应有全面性，不是用单一的、单纯的检测指标来描述健康，而是在用人体生理、生化检测指标数值来认识和理解健康的基础上，从生理的、心理的、社会的全方位角度以及不同的维度来认识和理解健康。

1. 整体观念

健康的整体观分两个层面，首先，人体是一个有机的整体。中医学非常重视人体本身的统一性、完整性及其与自然界的相互关系，认为人体是一个有机的整体，构成人体的各个组成部分之间在结构上不可分割，在功能上相互协调、互为补充，在病理上则相互影响。其次，人体与自然是有机整体。人体与自然界也是密不可分的，自然界的变化随时影响着人体，人类在能动地适应自然和改造自然的过程中维持着正常的生命活动。

这种机体自身整体性和内环境统一性的思想即为整体观念。整体观念是中国古代唯物论和辩证思想在中医学中的体现，它贯穿于中医学的生理、病理、诊法、辨证和治疗等各个方面。

2. 评估健康的维度

健康的维度是指从哪些方面建立描述健康的状态。目前比较公认的健康维度有七个方面，体现了健康的整体观。

（1）**躯体健康** 指个体的结构和功能状态，以及对疾病和损伤的反应。躯体健康是人们通常所讲的"健康"，它是健康人的最重要特征之一。对躯体健康而言，健康的行为方式是十分重要的，如合理的膳食，有规律的体育锻炼，保持体重正常，限制有害物质如酒精、香烟和成瘾药物的使用等。另外，注意身体的疾病信号，定期检查身体，学会基本的自我保健技术，正确对待自身的健康问题也是非常重要的。

（2）**情绪健康** 通常指人们的情感和心境健康。情绪可表现为愉快、幸福、悲伤、激动、担忧、恐惧、沮丧等，而情绪稳定和心情愉快为情绪健康的重要标志。情绪在心理健康中起着核心作用，情绪健康是心理健康的一个重要指标。情绪异常（如焦虑、抑郁、恐怖等）往往是心理疾病的先兆。情绪对躯体健康和疾病也具有重要的作用。良好的情绪状态可降低应激相关疾病（如溃疡病、血管性头痛、哮喘等）的发生率，且有利于疾病的康复。长期应激和负性情绪可抑制免疫功能，增加患各种疾病的风险[45]。

（3）**理智健康** 理智为心理的一部分，指个体用以认识、理解、思考和决定的能力，在个体整体健康中起着极为重要的作用。人们的一生中会遇到各种各样的问题，均需根据自己的价值观和信念，冷静思考和分析，做出理智的选择或决定。理智健康和情绪健康均为心理健康的组成成分，二者不同，但可相互影响。情绪可损害个体的思维能力，而混乱的思维会增加处理情绪问题的困难。

（4）**心灵健康** 心灵指人们的思想、情感、意识、态度或整个人的品德。心灵健康在个体的健康中居核心地位，人们的宗教信仰、文化背景和种族不同，心灵健康的标准也不尽相同。心灵可促使情感发展，而个体的健康水平又可影响人们的心灵。

（5）**社会健康** 指个体愉快、有效地扮演自己的角色（如儿子、女儿、父母、配偶、朋友、邻居、市民等），且不至于伤害他人的能力。人们生活在社会中，扮演着不同的角色，每个角色都有责任和风险。故社交技能和人际关系对人们的心理发展起着关键的作用。满足人们对爱、亲密和友谊的需要是社会健康的一个重要因素。如果这些需要被剥夺将会损害个体的健康。

（6）职业健康　个体的职业环境包括工作环境和社会环境，前者指客观环境，属于环境健康的内容；后者指职业性人际关系，从一般社会关系中分离出来。职业健康主要包括个体对受雇用的满意度，与雇主及同事的工作和人际关系等。

（7）环境健康　随着人类文明的进步和发展，环境对健康和疾病的影响日益受到人们的关注。环境包括内环境和外环境。前者指个体的生理和心理环境，而后者指自然环境和社会环境。环境健康主要探讨外环境对健康和疾病的影响。自然灾害（如地震、洪水、火灾、龙卷风、泥石流等），以及人为的化学物质（如空气、水源、食品、土壤污染等）、物理因素（重金属、放射、噪声污染等）和生物因素对环境的影响，严重威胁着人类的健康和生存，减少灾害和环境污染对健康和生存的危害是当前社会发展所面临的一个重要课题。社会环境如工业化、城市人口剧增、居住拥挤、交通事故、社会、移民、战争等一系列问题均能危害人类的心身健康。故减少社会环境中这些有害因素，将有利于人类的健康。

（四）从社会责任的角度理解健康

当今社会，不少人乐于对比各个国家医疗水平的高低。尽管亦有许多学者从经济学的角度分析不同国家的健康水平。但每一个人都对健康问题有不同的认识和评价的角度，从而影响着人们的日常生活行为和处事方式。

从健康对社会的影响来看，健康责任主体包括个体、家庭、社区、城市、国家及政府等。正确的健康观念和行为模式还需要从个人及家庭、政府、社会三个主体层面来认识[46]。

1. 个人与家庭的健康责任

中国有一个成语是"一人向隅，满坐不乐"，简单来说就是指满堂之上，只要有一个人不高兴，则大家都会感觉不快乐。在日常生活中，每个人都会有体会：家里只要有一个人生病，全家人的生活节奏都会被打乱，这种状态如果持续过久，就可能引发家庭矛盾，甚至涉及亲戚、同事等其他社会成员。另一方面，一个人的快乐情绪也会通过各种方式和途径感染周围的人，从而形成良好的工作、生活氛围。因此，个人对健康的维护不仅仅是对本人身体健康的维护，也是对家庭与社会和谐的维护。

个人与家庭是维护健康的第一责任人与第一场所，包括鲜明的健康意识、强烈的健康责任与全面的健康管理能力等。健康责任首先要从自身做起，对自己健康负责并营造良好的家庭健康氛围，家庭成员之间互敬互爱、和睦相处、幸福美满。主动学习相关健康知识，掌握一般急救与护理等医学技能。有消化道疾病成员的家庭提倡分餐制，有家族病史的家庭要有针对性地做好预防保健，配备家庭常用急救药品与一般急救包等。要注意自身行为对他人和社会的影响。健康管理方面要注重健康保健，养成健康文明的生活方式，包括合理膳食、适量运动、戒烟限酒、心理平衡等。患病后及时就医，尊重、信任、理解并配合医师，遵医嘱，不轻信偏方，不轻信"神医神药"等。

2. 政府的健康责任

我国政府承担着实现国民健康的重要责任。一是加强健康的宣传教育，建立健全健康教育体系。充分利用广播、电视、书刊、动漫等形式，广泛运用门户网站、微信、微博、移动客户端等平台，加强对国民健康知识的宣传与教育。通过基本公共卫生服务健康教育、健康素养促进行动、健康中国行、中医中药中国行、重大卫生主题宣传日等项目和活动，开展健康宣传教育，将健康教育纳入国民教育体系，作为所有教育阶段素质教育的重要内容。二是推进医药卫生体制改革。2009年国家启动"新医改"，颁布《关于深化医药卫生体制改革的意见》，确立把基本医疗卫生制度作为公共产品向全民提供的核心理念，进一步明确公共医疗卫生的公益性质，提出建立公共卫生、医疗服务、医疗保障、药品供应"四大体系"和医药卫生管理、运行、投入、价格、监管、科技和人才、信息、法制"八项支撑"，推动卫生事业全面协调可持续发展。三是建立国民健康保障体制机制。构建了世界最大的全民基本医疗保障网，建立大病保险制度、疾病应急救助制度、健全医疗救助制度等，为实现病有所医提供了制度保障。四是加强健康立法。通过法律手段促进国民健康。我国政府履行了《经济、社会及文化权利国际公约》，履行世界卫生组织《烟草控制框架公约》，把健康权作为一项基本人权，履行保障健康权的责任、义务。不断制定与完善健康的相关法律，如《中华人民共和国职业病防治法》《中华人民共和国食品安全法》以及《中华人民共和国精神卫生法》等。

3. 社会的健康责任

社会也承担着大众健康职责，一是要营造出健康环境，包括物理、化学和生物等自然环境因素以及社会环境因素。通过建立国家环境与健康风险评估制度，推进健康城市和健康村镇建设，打造健康环境，为人民提供健康环境保障。二是要积极发展健康产业，促进健康与养老、旅游、互联网、健身休闲、食品融合，催生健康新产业、新业态、新模式。培育健康文化产业和体育医疗康复产业。制定健康医疗旅游行业标准、规范，打造具有国际竞争力的健康医疗旅游目的地。大力发展中医药健康旅游。三是不断扩大健康服务。发展基于互联网的健康服务，鼓励发展健康体检、咨询等健康服务，促进个性化健康管理服务发展，培育有特色的健康管理服务产业，探索推进可穿戴设备、智能健康电子产品和健康医疗移动应用服务等发展[47]。

从来自 3520 人的调查结果显示，尽管人们对运动行为和饮食行为对健康的影响有较为普遍的认知，但并非所有人都能够有效约束个人行为而养成健康生活习惯，甚至还有相当比例的人还有危害健康的行为习惯。例如：79% 的人认为运动有益健康，但每天坚持运动的人仅占 15.5%，而几乎不运动的人占比还略高于这个比例，占 15.9%；很多人都知道酗酒有害，但嗜酒者仍有 2%；吸烟有害健康已被广泛认知，但经常吸烟和嗜烟比例高达 13%。这些现象反映了当今社会人们对个人健康行为管理还不够规范。从健康的社会观来看，这个不良行为不应仅仅定义个人行为。

此外，我们通过对 3520 人的调查研究发现，不同年龄段的人群对 7 个获得健康知识的渠道选择有一定差异，15～24 岁和 25～34 岁的年龄段选电视栏目的最多，而大于 34 岁的各年龄段选"医师"的人最多（图 1-15）；健康知识的获得渠道还和职业有一定关系（图 1-16）。但无论是何种年龄段、何种职业人群，健康知识的获取渠道以电视栏目为最高，提示以电视媒体传播健康知识可能最有效、覆盖面也最广。一旦发生误导，则不良影响也最大、最强。社会媒体对公民健康水平的提升同样负有责任。

从社会责任的角度理解健康，就是要摒弃"健康是自己个人的事"的认识误区，从人类的相互关系、从家庭甚至家族成员的相互关系的角度来认识健康对个人、对家庭（族）和对社会的影响，把健康的维护不仅看作是对个人利益的维护，也是为家庭和社会承担的责任和贡献，从而更加自觉、自愿地管理个人行为，维护好健康。

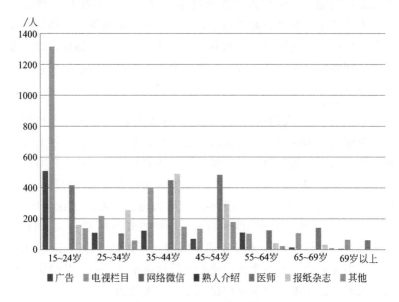

图 1-15　健康知识获取渠道

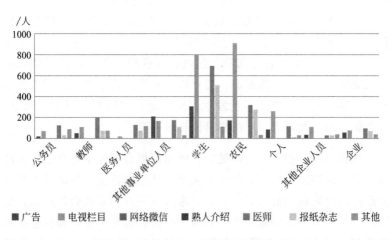

图 1-16　不同职业人群健康知识获取渠道

二、个体化的健康维护与促进

根据现代"生物、心理、社会"医学模式定义的健康标准，运用管理学理论和方法，旨在提高社会健康意识、改善人群健康行为、提高个体生活质量的有计划、有组织的系统活动过程，就是健康管理。也就是为促进身体健康，每个人应该如何管理自己生活的方法[48]。

（一）个体化健康管理

对个人健康的管理其实质是个人对自我健康的维护与促进。针对个人实施的健康管理就是个体化的健康管理，包括两层含义：一是对管理的对象而言，指针对个体实施健康管理；二是针对管理的内容而言，对管理对象实施个性化的健康管理。

个体化的健康管理是以一定层次的健康需求为前提，完善的医疗机构为支撑，以较高的支付能力为保障的医学服务，是以个人行为、生活方式、预防保健、慢病管理为重点的、全面的、连续的和"一对一"的健康服务过程。

1. 管理对象

个体化的健康管理以健康人、亚健康人和慢性患者（含康复期患者）为主要对象，需要广大医疗人员、社会工作者和社区人群的共同参与，即需要导入全科医学理论和全科保健医生的概念。"个体化健康管理"是在当前条件下（社会经济、医学进展、个人的健康认识与需求）提出来的，同临床疾病诊疗有显著区别，亦不同于社区医疗和我国现行的社会预防保健范畴及概念。

2. 管理内容

个体化健康管理可能涉及国家卫生服务规划、医疗发展战略各个方面。就一个地区或一家医院而言，就是为满足人们日益增长的对健康的现实需要应运而生的。个体化健康管理的组织，就是实施承担个体化健康管理服务的机构、全科医学体系和专科支持系统；个体化健康管理的计划，是指为开展个体化健康管理而制定的目标、方法和运作机制。关于个体化的健康管理，由于我国还没有完善的组织体系和运作模式，因而需要深入的调查和研究。在组织与计划方面要与地区经济、市场需要和医疗技术发展结合起来深入探讨，这既是一个医学问题，也包含深刻的管理学问题和复杂的市场问题。

（二）实施个体化健康管理

个体化健康管理尽管涉及心理、社会、市场、管理等多个学科，但医学还是其基础。个体化健康管理的实施与运作可以分为测量-评估-干预三个步骤来进行。

1. 健康测量

健康测量是实施个体化健康管理的第一步。其内容包括生物遗传因素，如年龄、性别、种族、身高、体重等；行为及生活方式，如吸烟、饮酒、运动、饮食、睡眠等；心理因素，如个性、情绪、压力、紧张度等；社会环境因素，如工作性质、居住条件、经济收入与家庭关系等；医疗服务水平，如社会健康保障体系的完善性、个人健康意识、医疗投资及医疗技术水平。

除以上因素之外，个人医学问题（如过去病史、家庭病史、预防接种情况、生长发育过程和婚姻生育史等）也是健康测量的重要内容。

健康测量是个体化健康管理的基础，目的在于发现影响健康的因素（或称致病风险），同临床医生问诊查体、实验检查的过程相似，但其内容、方式及手段又有所不同。实施健康测量可以由个人实施，当地健康服务机构也可能结合自身条件、人群特点和调查目的来展开。

实际工作中一般都使用健康评价问卷来进行。目前国际上公认的调查表，如欧洲生命质量评价表、英国诺丁汉健康调查表、健康状态分类系统、疾病影响调查表、36 项健康调查表和健康风险评估问卷等可供参考。

2. 健康评估

健康评估是个体化健康管理的重要环节，是综合个人生活行为、生理、心理、社会环境诸多因素的前瞻性、个体化的定性与定量相结合的分析与评价。常见的健康风险评估系统对综合健康得分、健康年龄及可达到年龄、心理压力得分、危险性疾病进行了数据化的分析。鉴于评估的复杂性和相关的模型介入，实际工作中往往需在计算机的帮助下才能完成，目前国际上已开发了一些比较成熟的分析系统软件。

3. 健康干预

健康调查、分析的目的除了评价个人健康状态之外，更重要的意义在于制订个体化的保健计划和其干预措施，大概包括以下几个方面的内容。

（1）慢性病和疾病康复期、稳定期的管理，同时也支持、参与急性期和专科病的诊治与管理。

（2）处理临床常见的一般疾病和健康问题，如上呼吸道感染、腹泻、胃肠痉挛、轻度的神经症等。

（3）制订、实施定期检查计划，如：一年一次的全面健康检查；临床监测，如血压、血糖、乙肝免疫学等指标；慢性、康复期患者的追踪检查等。

（4）行为矫正，如戒烟帮助、限制饮酒、保证睡眠、使用安全带和避免酒后驾车。

（5）生活干预，如饮食指导、运动处方、合理营养等。

（6）心理支持，如个性分析、心理咨询、疏导、缓解压力、提高社会适应力。

（7）强化健康教育，警惕趋向性疾病的早期信号。

（8）建立家庭药箱，正确使用非处方药品。

（9）选择定点医院，确认保健医生，建立健康档案，增加健康风险投入，提高健康意识。健康评估和管理是在强大医疗体系支撑下、由全科医生介导的医疗服务。在充分应用医学成果的同时，强化被管理者个人的意愿和服务需要，也贯彻了扩展业务领域的目的和商业思想。

三、大健康理念及大健康产业

（一）大健康理念产生背景

如前所述，健康问题不仅仅是个人问题，而是关系到千千万万个家庭和整个社会福祉的大问题。

1. 从关注疾病向关注未病的转变

人类的发展史也是人类对疾病的探究史。疾病会给人带来各种身心痛苦，摆脱这种痛苦的本能，推动着人类对疾病的病因与发展变化规律的探究。早期的医学，特别是西医的原始出发点是治病。随着对病因变化的认识，人们逐渐认识到有些疾病是可以预防的，如果提前采取干预措施就能够有效避免疾病的发生。在预防策略与治疗措施的权衡中人们发现，未病时期采取某些干预的措施所产生的效益远远大于已病时采取治疗措施所产生的效益，从而推动了医学的资源向健康状态的转移，大健康理念也随之萌芽。

2. 从公共医疗服务向个体自我健康维护的转变

医疗成本的大幅度提高，对我国的经济发展构成了巨大的威胁，医疗卫生体制改革势在必行。公费医疗改革中、早期对民众最直接也最深刻的影响政策就是医药分家。而这项政策以处方药和非处方药分类管理制度为导入形式，并经过近四十年的持续推进与优化、完善，社会药房已经成为公共医疗服务的重要资源和国家医药卫生事业的重要组成部分。"大病去医院、小病进药店"已经成为国民最普遍、最平常的生活行为。这种常态化的生活模式所推动的是人们对个人健康的自我维护与管理。在社会药房的发育与发展进程中，具有前瞻性的药店经营者率先以健康档案的建立为竞争策略，首先通过目标人群，特别是对慢性病患者的用药管理以维护市场，获得市场竞争优势；继而将目标人群逐渐扩展到健康人群，从对非处方药的经营管理扩展到对美容产品、保健食品、卫生用品等产品结构的调整与管理。

经营模式的改变带动了上游的健康产品制造业的转型升级，同时也促进了下游消费者消费心理的转变，使整个健康产业的结构与规模都发生了深刻的变化，大健康产业的雏形基本形成并不断延伸和拓展，形成对健康全周期和生命全过程的全覆盖。

3. 从追求温饱生活向追求幸福生活的转变

人们在解决了温饱问题以后，特别是随着社会经济水平的不断提高，对生活质量的追求也愈加强烈。在社会经济、技术发展的进程中，人类的疾病谱也发生了重大改变。人们在尽情享受现代社会物质文明高度发展所带来的成果的同时，各种"文明病""富贵病"的发生率快速上升。医疗水平的提高带来人类寿命大大延长的同时，各种老年性疾病也逐渐呈现，中国人的平均寿命过去不到 50 岁，现今已达到 73 岁，但是很多人都处在带病卧床或者是半卧床状态，寿命的普遍延长并没有带来生活质量的普遍提高。这些现象都提醒人们在关注满足自我欲望的同时更需要关注健康，也提示人们对公共服务的需求已经发生根本性的转变。

（二）大健康的内涵与外延

1. 大健康的内涵

大健康紧紧围绕着人们期望的核心，为让人们"生得优、活得长、不得病、少得病、病得晚、提高生命质量、走得安"而倡导一种健康的生活方式，不仅是"治病"，更是"治未病"；消除亚健康、提高身体素质、减少痛苦，做好健康保障、健康管理、健康维护；帮助民众从透支健康、对抗疾病的方式转向呵护健康、预防疾病的新健康模式。

2. 大健康与健康的区别点

大健康是根据时代发展、社会需求与疾病谱的改变而提出的一种全局的理念。与健康理念的根本区别在于大健康理念所覆盖的领域、范围更加宽广，且影响的人员更多。大健康所追求的不仅是个体身体健康，还包括个体的精神健康、生理健康、心理健康、社会健康、环境健康及道德健康。大健康所倡导的不仅有科学的健康生活，也包含正确的健康消费。大健康不仅涉及健康的产品、信息和服务，也涉及各级政府和各类组织、机构为满足人们的健康需求所采取的行动。其目的在于把全民健康作为社会发展的目标之一，通过提高民众健康素养，推动科学的健康指导和正确的健康消费，把健康投资作为个人支出的重要组成部分，把健康投资作为提供公共产品、扩大内需、拉动发展的最直接增长点，最终建成健康型家庭、健康型社会。

3. 大健康的外延

大健康是根据时代发展、社会需求与疾病谱的改变而提出的一种全局的理念。2020 年的新冠肺炎疫情提示我们，在疾病面前没有谁，也没有哪个国家可以"独善其身"。大健康事业是一项全人类的共同责任，涉及公平获得基本权益和身心健康，及集体防范跨越国界的威胁，更关系到人类和平共处与协作共进，需要人们要建立起健康的人文观，大健康体现了一种人文精神，体现了文明进步的程度。

（三）大健康产业及其发展趋势

1. 大健康产业的定义

大健康产业可以理解为围绕满足各类身体、精神、社会、环境的健康需求的所有产业总称，包括医疗产品、保健用品、营养食品、医疗器械、保健器具、休闲健身、健康管理、健康咨询等多个与人类健康紧密相关的生产和服务领域。

2. 大健康产业的基本构成及现状

大健康产业主要由健康农业、健康工业和健康服务业三个部分构成（图 1-17）。

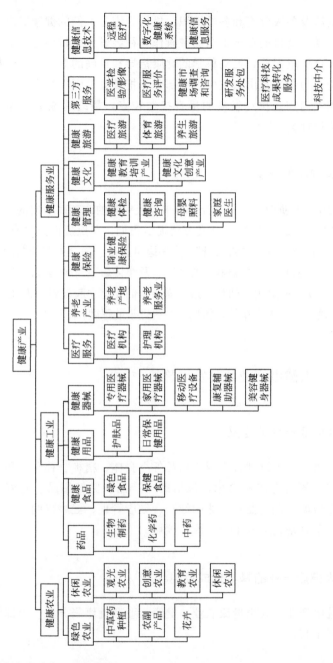

图 1-17　大健康产业基本构成

大健康产业被誉为继 IT 业之后财富增长的第五波，是世界上增长速度最快的产业之一。在发达国家，大健康产业占国民生产总值比重超过 15％，已经形成了较为全面、均衡的产业细分。根据网络相关数据统计，与发达国家相比，我国的大健康产业占国民生产总值比重仅 4％～5％，产业细分严重失衡，除医疗用品外，其他细分产业仍处于初级阶段，提示大健康产业将成为推动我国经济发展的新动力、新引擎（图 1-18）。

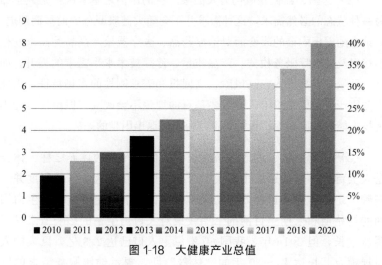

图 1-18　大健康产业总值

大健康产业发展规划，把医、药、护、食、游、动作为大健康产业重点发展领域，而国家二胎政策❶与老龄化社会的到来，提示大健康细分产业中生命周期的两端领域将成为焦点。

3. 大健康产业发展趋势

（1）食品、保健品领域成为大健康产业的预防之重　大健康产

---

❶ 中共中央政治局 2021 年 5 月 31 日召开会议，会议指出，进一步优化生育政策，实施一对夫妻可以生育三个子女政策及配套支持措施，有利于改善我国人口结构、落实积极应对人口老龄化国家战略、保持我国人力资源禀赋优势。本书编写时政策还没有改变，特此声明。

业的特征之一就是将健康服务由传统的领域前移到预防领域。食品、保健品的研发及成果转化，是大健康产业产品结构调整、推动健康服务前移、实现大健康产业转型升级的必要条件。随着我国经济的快速发展，中高收入人群消费能力并未完全满足，叠加人口老龄化加剧和婴幼出生率的上升，对健康食品的需求将更加强劲，从而倒逼预防功能产品的创新与产品结构调整。

（2）医药、器械领域仍为大健康产业的医治之基　医疗是人生命另一种状态的必然需求，这种需求并不会随大健康服务的前移而消退，而是会随着疾病谱的改变而对治疗药品、医疗器械产品品类需求发生转移以及对医疗服务模式、产品质量、诊疗技术水平需求的提升。而这一领域具有高投入、高风险、高回报和需求刚性的市场特征，因此大健康产业整体结构中具有重要基石的地位不会改变，但市场可能出现技术能力高度集聚、市场投资门槛高、退出困难的态势。

（3）婴幼照护、养老领域将成为大健康产业的休养之柱　休养是人类健康需求的第三个阶段。目前我国的在职人员休养制度并未完善，定期休养意识还处于初级阶段，休养需求更多集中于生命周期的初始期和末期。目前的二胎政策对人口出生率的影响似未呈现明显增长，但2016年，我国60岁以上人口已达2.3亿，巨大的人口规模及其长达15～20年的"休养"期，提示健康服务需求的巨大潜力，养老服务领域将成为大健康产业整体发展的最强支撑。

（4）创新性、个性化、品牌化将成为大健康产业竞争之策　目前大健康产业的基本架构已经形成，随着国家战略规划与产业政策的相继实施，给产业内各企业带来新的机遇和挑战，精准对接健康需求、创新服务质量、全面提升健康服务水平是企业面临新一轮"洗牌"的必然选择。

参考文献

[1]　刘月树.“生物心理社会医学模式”理论的历史与现实——以恩格尔为中心的学术史考察［J］.科学·经济·社会，2018，36（2）：18-25.

[2]　Payne WA，Hahn DB. Understanding your health［M］.2nd ed. Missouri：Times Mirror/Mosby college publishing，1989：1-17.

[3]　黄万琪.临床营养学［M］.北京：高等教育出版社，2003：201.

[4]　段虹.李庆峰.实用健康体检学［M］.西安：陕西科学技术出版社，2014：693.

[5]　杨学峰.大学生卫生与健康教程［M］.第2版.长沙：中南大学出版社，2015：52.

[6]　李嘉慧，何亚平，徐刚，等.上海市青少年抑郁情绪对吸烟行为及未来吸烟意向的影响［J］.上海交通大学学报（医学版），2019，39（2）：182-186.

[7]　汪瑾.性格与疾病［J］.时珍国医国药.2007（18）：1.

[8]　李中梓.诊家正眼［M］.北京：中国中医药出版社，2008：12.

[9]　田代华.黄帝内经·素问［M］.北京：人民卫生出版社，2005：24.

[10]　姚天文，王清亮，潘诗蕾，等.健康成人不同年龄、不同性格对中医脉图的影响［J］.中华中医药学刊，2015，33（11）：2775-2777.

[11]　李敏，沈慧，姚荣英.预防医学［M］.上海：第二军医大学出版社，2013：79.

[12]　伍甜.自然环境对人类健康的影响［J］.世界最新医学信息文摘，2017，17（4）：254.

[13]　Wheeler B W，White M H，Stahl-Timmins W，et al. Doesliving by the Coast Improve Health and Well being［J］. Health & Place，2012，18（5）：1198-1201.

[14]　徐延辉，史敏.休闲方式、精神健康与幸福感.吉林大学社会科学学报，2016，56（5）：82-89.

[15]　蒲毅.健康七大定律［M］.北京：人民出版社，2009：8-9.

[16]　徐延辉，刘彦.居住环境、社会地位与老年人健康研究［J］.厦门大学学报（哲学社会科学版），2020（1）：52-59.

[17]　刘成斌，王舒厅.留守经历与农二代大学生的心理健康［J］.青年研究，2014（5）：23-32.

[18]　吴愈晓，王鹏，杜思佳.变迁中的中国家庭结构与青少年发展［J］.中国社会科学，2018（2）：98-120.

[19]　俞国良，周雪梅.青春期亲子冲突及其相关因素［J］.北京师范大学学报（社会科学版），2003（6）：33-39.

[20]　曹桂，杜本峰.早期家庭社会经济地位和家庭养育行为对老年健康的影响与作用［J］.西北人口，2020，41（2）：79-89.

[21]　Rosenquist J N，Fowler J H，Christakis N A. Social network determinants of depression［J］. Molecular psychiatry，2011，16（3）：273.

[22]　Cacioppo J T，Fowler J H，Christakis N A. Alone in the crowd：The structure and spread of loneliness in a large social network［J］. Journal of personality and social psychology，2009，97（6）：977.

[23]　顾根根.农村留守老人互助养老的社会工作介入——基于朋辈支持网络构建的视角［D］.江西财经大学硕士学位论文，2019.

[24]　顾丽娟，Mark ROSENBERG，曾菊新.社会经济及环境因子对不同收入群体自评健康的影响［J］.地理研究.2017，36（7）：1257-1270.

［25］ 朱晶晶.工作时间、收入与健康水平——基于中国家庭追踪调查（CFPS2016）的实证分析［J］.商业经济，2020（1）：156-157.

［26］ 李飞燕，况九龙.阻塞性睡眠呼吸暂停低通气综合征的异质性及临床分型研究进展［J］.山东医药，2016，56（2）：98-101.

［27］ 张静，陈宝元，韩晋英，等.阻塞性睡眠呼吸暂停综合征合并原发性高血压肾素-血管紧张素-醛固酮系统的变化研究［J］.中国实用内科杂志，2011，31（8）：626-628.

［28］ 尹士男，江华.代谢综合征的诊治进展［J］.中华老年心脑血管病杂志，2018，20（11）：1121-1123.

［29］ Lu J，Wang L，Li M，et al. Metabolic Syndrome Among Adults in China：The 2010 China Noncommunicable Disease Surveillance［J］.J Clin Endocrinol Metab，2017，102（2）：507-515.

［30］ 丁丽敏，刘梅，李晔.上海市健康体检人群代谢综合征与性别的关系［J］.世界最新医学信息文摘，2019，19（75）：251-252.

［31］ 徐安娜，高宇，赵梓涵.女性绝经与代谢综合征相关性的研究进展［J］.医学综述，2017，23（21）：4308-4312.

［32］ 李蓉云.不同性别职工身体健康状况与工作时长关系研究［J］.产业与科技论坛，2019，18（18）：74-76.

［33］ 黄志征，傅卓华，赵秀萍，等.苏州市HIV/AIDS患者自我羞辱与歧视的现况研究［J］.江苏预防医学，2015，26（2）：10-12.

［34］ 王力男，丁玲玲，方欣叶.老年人消耗的医疗资源分析：基于上海市医疗机构数据［J］.中国卫生统计，2018，37（4）：61-66.

［35］ 袁什华，吴涛，罗宇元，等.深圳市流动儿童疾病谱及相关影响因素调查研究［J］.中国实用医药，2020，15（7）：118-120.

［36］ 程新春，刘鹏，苗海军，等.2005—2017老年住院患者疾病谱的回顾性分析［J］.新疆医学，2018，48（12）：1268-1270.

［37］ Hou C，Ping Z，Yang K，et al. Trends of Activities of Daily Living Disability Situation and Association with Chronic Conditions among Elderly Aged 80 Years and Over in China［J］.J Nutr Health Aging，2018，22（3）：439-445.

［38］ 张会平.2013～2016年500例不同年龄段体重指数对妊娠结局的影响［J］.首都食品与医药，2019（7）：22-23.

［39］ 邓红菊，邹丽萍，邓俊.对比分析不同年龄子宫异常出血的病因与内膜增生病理情况观察［J］.首都食品与医药，2020（4）：16-17.

［40］ 崔肆茂.不同年龄上消化道出血患者的病因及临床特征分析［J］.世界最新医学信息文摘，2019，19（40）：66-67.

［41］ 杨乐，张宝，管石侠，等.不同性别不同年龄成年人体成分测量指标的检测分析［J］.安徽医学，2019，40（11）：1276-1279.

［42］ 国家卫生和计划生育委员会宣传司，中国健康教育中心.2012年中国居民健康素养监测报告［R］.北京：国家卫生和计划生育委员会宣传司，2013.

[43] 赖秋媛，陈楚杰，焦润艺，等.广州高校女教师亚健康与家庭、工作压力影响研究 [J].河南预防医学杂志，2020，31（3）：171-174＋226.

[44] 张金华.亚健康评定量表的初步编制 [D].南方医科大学硕士学位论文.2010.

[45] Levy M R，Dignan M，Shirreffs J H.Targeting wellness：The core.McGraw-Hill，Inc，1992：1-20.

[46] 段志光.健康人文：基本理念篇 [M].北京：人民卫生出版社，2018：100-147.

[47] 刘云章，刘于媛，赵金萍.健康人文：在推进《健康中国行动（2019—2030 年）》中的价值 [J].中国医学伦理学，2019，32（12）：1507-1510.

[48] Dee W，Edington.Recent Trends in the Development of Health Management.The 11th Annual Wellness in The Workplace Conference.Ann Arbor，Michigan，1993.

第二章

疾病与疾病观

第一节　疾病的认知

一、中医对疾病的认识

中医学是在中华传统文化的大背景下产生的。中医哲学的范畴主要有气、阴阳、五行，这些范畴经过从哲学到医学的演变过程，用以说明人体生命的生成与活动、人体的功能与结构、疾病的产生与变化、医药诊断与治疗。

（一）说文解字话疾病

疾：病也。从疒矢声。古文疾。病：疾加也。从疒丙声。

1. 疾

"疾"为病字框，内有有的放矢的"矢"。矢的原意是箭和射箭。因此，从疾字的组合可以理解为疾是从外而来侵害身体的东西。例如感冒、风寒、传染病这些外来因素引起的不适都就叫作"疾"。

疾还可以引申为疾驰、疾速，我们由此可以知道，"疾"这个东西来得快，去得也快，它是从外面来的，最后肯定还得回到外面去，只是个匆匆的过客。

2. 病

"病"字也为病字框，内为一个"丙"。在中国文化中，丙是火的意思，又代表心。所以"丙火"可以理解为"心火"，因为心里有火感到不适，人就是病了。

3. 疾病

疾病一词由"疾"与"病"组成。古时候"疾"是指不易觉察的小疾病，如果不采取有效的措施，就会发展到可见的程度，便称为"病"。所以在《说文解字》中有"疾，病也，病，疾加也。"的记载。

段玉裁注："析言之则病为疾加，浑言之则疾亦病也。""如病之来，多无期无迹也。""矢能伤人，矢之去甚速，故从矢会意。""病来急，故从矢，矢急疾也。"《论语》："子疾病。"注云："病谓疾益困也。"刘熙《释名》："疾病，疾，病也，客气中人急疾也，病，也，与正气在肤体中也。""客气中人"，系指邪气侵袭人体而疾；"与正气在"，亦指邪气侵入人体，与人体正气并存而病。客气者，侵害人体致病之邪气，所以疾病单言则有别，对举则病与疾同。我们也注意到，在《说文》中有"患，忧也"。作为动词，可指"害病"，名词时有时指"疾病，毛病"，唐朝柳宗元在《答韦中立论师道书》中有"人之患在好为人师"。可见，在古汉语中，疾病、患病的释义指向生命体（肉体）的损伤，对于精神方面和生活方式的改变远未涉及。

（二）疾病相关的中医用语

中医的发源很早，在科学还没有形成以前，人们主要根据自己对自然的观察，以及对自身的生活，包括有病与无病情境下体验，从哲学的角度对人体和人体与自然之间的关系予以阐释，借此认识与定义疾病。

在中医典籍中，通常用阴阳、虚实、气机解释病因，以五行、经络、气血津液、藏象阐释疾病发生、发展和变化的规律。

1. 阴阳

在中国传统哲学中，一切事物都可以用阴阳分开，一切事物和谐相处甚至合二为一也是因为阴阳。中医认为人也受制于阴阳这两种对立的力量。阴阳协调平衡则人体无病，所谓"阴平阳秘，精神乃治"。而阴阳失调，是任何疾病过程中都必然存在的病理变化，故《素问·阴阳应象大论》说："善诊者，察色按脉，先别阴阳。"阴阳不可见，寒热见之，故寒热可以别阴阳属性。

2. 虚实

正气指的是人体的正常功能活动以及对外界环境的适应能力、抗病能力和康复能力，有维护自身生理平衡与稳定的功能，包括营、卫、气、血、精、神、津、液和腑脏经络等功能活动。气血津液、腑脏经络共同组成了人体抗病防病的防御系统，发挥着保护机体健康的作用。邪气指伤人致病的因素，诸如风、寒、暑、湿、燥、热（火）、食积、痰饮等。中医认为，疾病的发生发展与正气、邪气有关。《黄帝内经》中说："正气存内，邪不可干。""邪之所凑，其气必虚。"意为疾病的过程是正气与邪气斗争的过程，当人体的正气虚时，六淫邪气入侵，人就容易生病；当一个人的正气旺盛，就会与致病邪气相抗衡，就不会生病；当正气不能抵挡邪气时为虚证，病情就会加重。正气增长，疾病就向好的方面发展；邪气增长，疾病就向坏的方面发展。所以治疗的实际意义，或者祛邪，或者扶正，或者扶正与祛邪同时进行，目的都是为促使正气战胜邪气。

3. 气血津液

中医认为，气血津液是脏腑正常生理活动的产物，受脏腑支配，同时它们又是人体生命活动的物质基础，一旦气血津液发生病变，它不仅会影响脏腑的功能，亦会影响人体的生命活动。反之，脏腑发生病变，必然也会影响气血津液的变化。气血津液辨证可分为气病辨证、血病辨证和津液病辨证。

4. 气机

中医认为，人体内所有的生理活动都是以气机活动和气化过程为基础的，任何具体的生理活动都是气机运动和气化活动的一部分，都可以用气机运动和气化过程加以概括。疾病的基本病机主要是气机失调和气化失常。在疾病的发生、发展过程中，任何病机变化不论是产生于局部，还是发生于全身，都必然要引起气机运动的失调和气化活动的失常。

5. 证候

证候是机体在疾病发展过程中某一阶段的病理概括。它包括了病位、病因、病性以及邪正关系，反映出疾病发展过程中某一阶段病理变化的本质。证候病机，是辨证论治这一过程中所要探求的重要内容之一，是临床辨证论治过程中所要解决的首要问题和立法、处方、用药的基础。不同疾病，可具有相同的证候病机，如郁证、胁痛、胃痛、腹痛、淋证等都可见肝气郁结的证候病机，这是异病同治的理论依据。

6. 症状

症状是指患者主观感觉到的异常变化，或为医生通过各种诊察手段而获得的客观异常所见，简称症。它是构成疾病临床表现的最基本单位，症状产生的机制为症状病机。同一症状，产生的原因不同，病机有别；同一患者所述不同症状，其发生机制也不同。分析症状病机是准确辨证的前提，也是临床加减用药的重要依据。

（三）中医对疾病变化规律的阐释方式

1. 脏象学说

"脏象"二字首见于《素问·六节藏象论》。"脏"指藏于体内的内脏，"象"指表现于外的生理、病理现象。脏象即为机体内脏的生理活动和病理变化反映于外的征象。如张景岳在《类经》中说："象，形象也，脏居于内，形见于外，故曰脏象。"

脏象学说是研究机体各个脏腑形象的学说，这里的形象包括三个方面的内容，即各个脏腑的生理功能、病理变化及其相互关系。由此可见，这一学说主要是通过研究机体外部的征象，来了解内脏活动的规律及其相互关系的。

2. 经络学说

经络学说即研究人体经络的生理功能、病理变化及其与脏腑相互关系的学说。中医认为人体除了脏腑外，还有许多经络，其中主要有十二经络及奇经八脉。每一经络又与各内在脏腑相联属，人体通过这些经络把内外各部组织器官联系起来，构成一个整体。体外之邪可以循经络内传脏腑，脏腑病变亦可循经络反映到体表，不同经络的病变可引发不同的症状。当某经络发生病变出现病证，选用某药能减轻或消除这些病证，即云该药归此经。如足太阳膀胱经主表，为一身之藩篱，风寒邪外客引经后，可引发头项痛、身痛、肢体关节酸楚等症，投用羌活（散风寒湿止痛）能消除或减轻这些症状，即云羌活归膀胱经。

3. 五行学说

五行学说是指木、火、土、金、水五种基本物质的运动变化。五行学说是以五种物质的功能属性来归纳事物或现象的属性，并以五者之间的相互滋生、相互制约来论述和推演事物或现象之间的相互关系及运动变化规律。中医认为，脾-土、肺-金、心-火、肝-木、肾-水可一一对应，人的五脏运动规律与五行中的一种基本物质运动变化规律相似，因此可以用五行运动变化规律阐释疾病的变化规律和预测疾病的发展趋势。

二、西医对疾病的认识

不同地区的文明孕育了不同的医学流派。随着科学的发展，医学也随之成为科学体系中专门研究人的一个分支，并且越分越细。细分后的医学分支又与其他医学或非医学的学科相互融合，使医学这一科学体系变得越来越庞大，研究内容也越来越广，从而形成了纷繁复杂的、专业性极强的现代医学体系，就是俗称的西医。与中医相似的是，在科学尚未形成之前，这些地区的人也以神、巫的角度来认识人、人体及其各种正常的、异常的状态。疾病在西医的话语体系中通常是指关于正常状态的某种背离。世界卫生组织编辑的《国际疾病伤害及死因分类标准》是一种"根据疾病的病因、病理、临床表现和解剖位置等特性，将疾病分门别类，使其成为一个有序的组合，并用编码的方法来表示的系统"。显然，对疾病的认识包括病因、病理、病症及病位四个方面。

（一）疾病相关的西医术语

1. 中文词义

在《中国大百科全书》中，"疾病"一词被解释为"致病因素引起机体的病理变化及其形态、功能的改变，并在临床上出现一系列症状，其结局为康复、残存或死亡"。

书中对于"疾病"的解释，完全从客观的角度对疾病加以分析，贯穿了由致病因素所导致的机体变化、临床表现以及疾病的最终指向三个方面，对"疾病"加以了客观的描述。

2. 英文词义

在英文中，illness、sickness 以及 disease 都表示"疾病"，但三个词有不同的侧重。illness 主要强调个体的不舒服，侧重于疾病带给人的主观感受，disease 指的是身体指标偏离了正常标准，一个人可能患有 disease，但是经过治疗控制，可以并不感到有illness，而 sickness 的意思则是兼而有之，相当于中文浑言的"疾病"。显然，illness 正是将"疾病"与主观感受相联系的一种表达形式。

3. 病因、病理与病症

从中文的字面理解，病因就是致病的因素、原因，病症是指患病时所表现出来的可察觉的症状，病理则指疾病发生和变化发展的机制。

西医认为疾病主要由环境危险因素和/或人体内遗传物质的质、量或"时空"存在异常等作用引发或诱发生命的正常生理功能发生不利于机体的有害改变，从而引起人体代谢、功能、结构、空间、大小等的变化，在临床上表现为症状、体征和行为等的异常，称为疾病。换言之，疾病是机体在一定条件下，受病因损害作用后，因自稳调节紊乱而出现的异常的生命活动现象。

4. 病灶部位

病灶部位指疾病发生的具体位置，如口腔溃疡病灶部位在口腔，胃溃疡则病灶部位在胃，胆结石病灶部位在胆道而肾结石病灶部位在肾小管等。有些疾病可能是全身性反应，但病灶部位也比较局限，如过敏性皮炎可能仅在全身的皮肤产生红疹或瘙痒，但有角质层的部位如手掌、脚掌却没有红疹出现。然而疾病的发生与发展是一个极其复杂的过程，一种病可能只在某个部位有症状，称为局部病症；也有可能在多个部位甚至全身产生病症，称为全身病症，如胃肠型感冒不仅可能出现全身发热的症状，还可伴随呕吐、腹泻等消化道反应。有些疾病初起时可能病灶比较局限，但随着疾病的发展，可能多个部位产生症状，这种现象称为疾病的蔓延。

（二）西医认识疾病的不同角度

1. 从疾病的异常状态认识疾病

患病从本质上说是人的身心或自我的意识、躯体、灵魂以及与世界关系正在经历一种他或她并不想经历的状态。

疾病的这一定义表达了关于疾病的三个内涵：首先是疾病是一

种状态，这种状态是与健康状态相对立的，健康是正常的状态，疾病就是异常的状态；其次，对疾病异常性的判断取决于这种状态的承受者，也就是取决于患者自我的看法和感受；其三，疾病的状态从患者的主观意志来看是其不愿意承受的。

疾病的定义表达的是西医对疾病本质的认识，也是区别患者与健康人的"分水岭"，表明患者有别于社会其他健康人群体的特殊性。但有时根据这种定义来区分患者和健康人，结果却不免有偏差甚至荒诞可笑。例如：某些人出于自身利益主动协助他人判定自己有病，如为了休假而假称头痛、腹痛，除了自称的疼痛以外没有其他的任何症状，也没有任何可追溯的致病因素；非洲传统社会，如果一个人狩猎老是不成功，人们就会认为他有病，需要治疗；尽管每个人都知道生孩子会给孕妇带来非同一般的痛楚，可在当今社会仍有很多人认为生孩子不是病而是一件很平常的事情；肥胖、过瘦、孱弱、笨重等人体的异常，在某些人，包括有这些现象的人本身也不会认为这也是病；注射疫苗会给人带来痛苦，有时还可能导致正常的生命体征发生变化而出现病症，但人们也不会将其定义为疾病[1]。

2. 从疾病的动态变化与发展的角度认识疾病

人类对疾病的认识，是经过从整体到分化，又再回到整体的螺旋式上升过程。从单纯的生物模式到现代的生物-心理-社会模式，西医不仅改变了健康的定义，同时，疾病的定义也发生了改变。西方 disease 一词的意义，已经把"亚健康状态"也包含在内[2]。现代西医的疾病观已经接受死亡、疾病与衰老作为生命活动的过程，接受疾病作为复杂的自然现象，并且有引进数学定量的描述[3]，强调以时空作为基点，肯定生物之余，还重视社会人伦和个体感受[4]。

3. 从疾病影响医学发展的角度认识疾病

在人类学的研究中，对于疾病的认识常常涉及对于疾病的价值判断。在罗伯特·汉所著的《疾病与治疗：人类学怎么看》中，作者即将"疾病"定义为"一种自我不想要的状况，或某种会导致出现这种状况的实质性威胁"。克劳泽等在其所著的《旋律：一种新的疾病治疗方案》中指出："当而且仅当他或她经历了一种状况，而不是理性的信仰或欲望，使得他或她遭受到或越来越有风险地遭受到一种不存在明确的持久原因的不幸时，这个人就有疾病。"在这种将"疾病"置于主观感受，特别是患者自主意识判断视角的定义下，对于疾病所具有的价值判断通常是负面的，"疾病是与疼痛，受苦联系在一起的……在各类文化中往往趋向贬义"。

目前还没有人能够预测未来可能发生的疾病，人们总是在对已经出现的疾病进行研究，从而更加准确地认识和了解疾病的原因、影响因素、有效的干预和防控措施等，并推动医学的发展。从这个角度来看，疾病的价值判断就不再是完全负面的。人痘接种从中国传到西方，又以牛痘接种术从西方传入中国的历史，不仅仅是提示中西方医学交流的轨迹和免疫学发展，也从另一个角度提示了疾病所蕴含的积极意义，影响着中西医对疾病的治则，使人们能够更加有效和高效地防控疾病。例如通过接种疫苗预防传染病已经成为当今社会普遍的健康保护措施。

4. 从疾病诊疗费用合理性的角度认识疾病

当今社会出现了高血压、高血糖、高血脂等"富贵病""文明病"发生率的显著升高。医学研究者对这些疾病与患者生活水平、饮食习惯与偏好进行分析，使疾病的发生、发展与社会经济水平发生了关联。医学工作者通过对同一疾病不同治疗方案的费用进行对比，从经济学的角度提升对疾病的认知，以推动医疗服务技术与标准升级，促进医疗资源的合理分配，从而赋予了疾病的经济性，也引申出临床诊疗的规范性标准和过度医疗等医学新概念。

从经济学的角度研究和认识疾病，孕育和推动了卫生经济学的产生和发展，对世界各国的医药卫生事业产生了极其深刻的影响。

5. 从医疗资源公平分配的角度认识疾病

任何国家、社会在任何发展阶段都不可避免地面临公共卫生资源的公平、合理分配难题。一旦发生了疾病就意味着将占用和消耗更多的医疗资源。

第二节　疾病相关认知的调查

有学者对疾病影响因素进行调研，印证了个人生活行为因素所导致的疾病风险。任思恩[5] 在中国六大行政区（华东、华北、中南、西北、西南和东北）中，采取分层整群随机抽样方法，选取各行政区 10～18 岁汉族儿童、青少年共计 10800 人纳入研究，采用《儿童青少年体质健康测试及生活习惯调查问卷》对其生活习惯和体能状况进行调查，探讨生活习惯对汉族儿童青少年体能造成的影响。研究发现：适宜的体力活动对中国汉族儿童青少年体能具有积极影响。从事体育运动的频率越高、锻炼时间越充足、上下学方式更积极是中国汉族儿童青少年体能的保护因素，而每天视屏时间长则是危险因素；良好的早餐习惯和每天睡眠时间大于 6 小时，对中国汉族儿童青少年体能具有积极影响；越多的每周食用早餐的频次是中国汉族儿童青少年体能的保护因素，而每天睡眠时间小于 6 小时则是危险因素。

《2016 年全民中医健康指数研究报告》指出，不良生活习惯如熬夜晚睡、久坐不动、暴饮暴食、不吃早餐、夜宵烧烤等已成为许多年轻人的常态，20～44 岁人群处于疾病状态的比例最高（达

23%），年轻人群的疾病状态甚至比老年人群还要高[6]。在对新疆军区边防部队官兵心理健康调查研究中发现，新疆军区高原边防部队官兵患焦虑、敌对以及精神病等高于生活在非高原地区的部队，其他分值也显著高于非高原地区部队，其他指标无显著变化。调查结果提示：新疆军区高原边防部队官兵整体心理健康水平不如非高原地区[7]。

尽管影响疾病的因素显而易见，但这些风险未必引起所有人的足够重视。为了解现代人对疾病的认识，就关于什么是疾病、对自己的身体状况感觉、对疾病转归预期、疾病的原因、患病后的行为、病时选择什么样的医院、愿意选择哪种处置措施、疾病好转的原因、疾病知识的认知渠道以及医患关系的认识等问题，我们对3520人进行了问卷调查，调查结果如下：

被调查者周围人有患疾病的占 50.4%；自身和自己家族、周围人均无人患疾病的占 28.2%，家族中有人患疾病的占 24.6%，自身患有疾病的占 20.4%（图 2-1）。

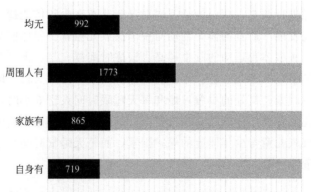

图 2-1　对是否患病的认识（可多选）

多数被调查者对自己身体状况感觉良好，占 52%，感觉一般的占 28%，感觉很好的占 9%，感觉有所下降的占 8%，感觉较差的占 3%（图 2-2）。

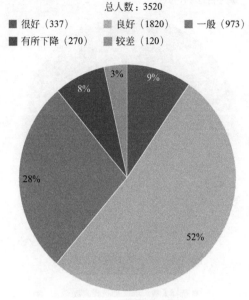

图 2-2 对自身健康的认识

多数被调查者认为随着科技的发展所有的疾病都能治好，占 43%，认为总有一些疾病治不好的占 34%，认为会有更加严重的疾病无法治疗的占 3%，不清楚的占 20%（图 2-3）。

多数被调查者认为疾病的病因主要是环境因素，占 70.8%。认为疾病的病因主要是生活习惯的占 68.9%，认为疾病的病因主要是家族遗传的占 43.8%，认为疾病的病因主要是医疗条件的占 37.9%，对疾病的病因不太清楚的占 8.9%（图 2-4）。

多数被调查者认为疾病的治疗是医院和自己共同的事，占 67%，认为疾病的治疗是自己的事的占 15%，认为疾病的治疗是医院的事的占 12%，不清楚的占 6%（图 2-5）。

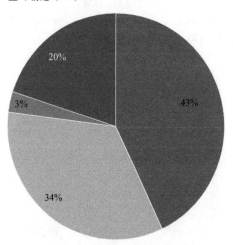

总人数：3520

■ 随着科技的发展肯定都能治好（1511）
■ 比较悲观，总有一些疾病治不好（1199）
■ 更加悲观，会有更加严重的疾病无法治疗（103）
■ 不清楚（707）

图 2-3　对疾病的发展的认识

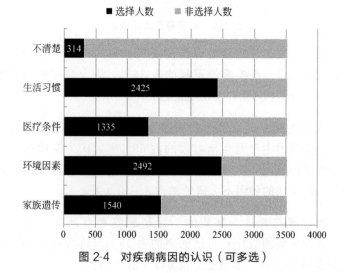

图 2-4　对疾病病因的认识（可多选）

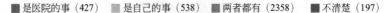

总人数：3520

■ 是医院的事（427）　　■ 是自己的事（538）　　■ 两者都有（2358）　　■ 不清楚（197）

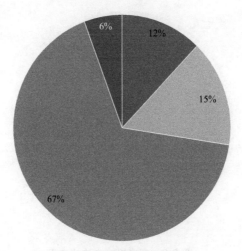

图 2-5　疾病治疗责任的认识

　　关于疾病治疗方法的选择，多数被调查者认为现代医学和民族（传统）医药结合治疗的方法最好，占 63％，认为现代医学治疗方法更好的占 20％，认为民族（传统）医药治疗更好的占 11％，不清楚的占 6％（图 2-6）。

　　关于疾病治疗的过程中没有好转的原因，多数被调查者认为疾病没有好转的原因是自身和医院共同的问题，占 56.3％，是疾病本身问题的占 42.2％，是自己的问题的占 22.6％，是医院问题的占 15.0％，原因不清楚的占 11.2％，其他的占 9.0％（图 2-7）。

　　关于获得疾病相关知识的渠道，多数被调查者获得疾病相关知识的渠道是电视健康栏目，占 59.5％，渠道是与医师交流的占 54.7％，渠道是互联网的占 40.0％，渠道是报纸或杂志的占 34.8％，渠道是广告的占 27.9％，渠道是熟人介绍的占 23.4％，其他渠道占 16.1％（图 2-8）。

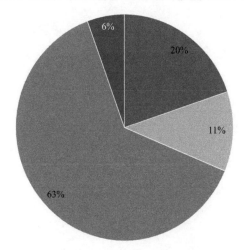

总人数：3520

■现代医学（699）　■民族（传统）医药（401）　■两者结合（2225）　■不清楚（195）

图 2-6　疾病治病方法的选择

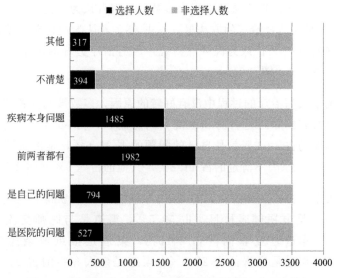

图 2-7　治疗过程中疾病没有好转的归因认识（可多选）

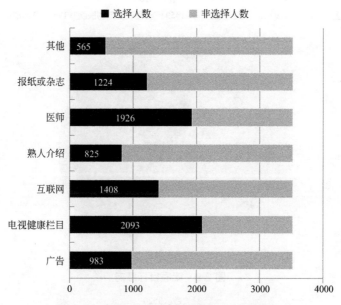

图 2-8　疾病相关知识的获知渠道（可多选）

　　关于就医目标的选择，多数被调查者认为应该去大医院，占45％，认为去最近的医院的占 41％，认为去收费低的医院的占6％，对去选择什么样的医院就医不清楚的占 8％（图 2-9）。

　　关于疾病治疗的费用问题，多数被调查者不清楚治疗疾病与费用之间的关系，占 35％；认为费用越高医院责任越高的占 27％；认为只要我花钱了医院就应该给我治好的占 11％；认为费用越低医院责任越低的占 7％；认为治疗疾病与费用之间有其他关系的占20％（图 2-10）。

　　多数被调查者认为疾病好转的原因是靠医师和药物治疗与自己恢复相结合，占 64.1％；认为是靠医师和药物治疗，占 37.3％；认为靠自己恢复的占 24.2％；认为是命中注定的占 7.5％；认为是因为其他原因的占 10％（图 2-11）。

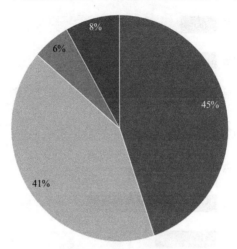

人数：3520

■ 应该去大医院（1579）　■ 去最近的医院（1459）　■ 去收费低的医院（196）　■ 不清楚（286）

图 2-9　就医目标意向

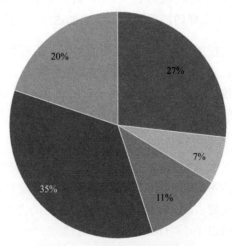

总人数：3520

■ 费用越高，医院责任越高（941）　　■ 费用越低，医院责任越低（236）
■ 只要我花钱了，医院就应该给我治好（400）　■ 不清楚（1239）
■ 其他（704）

图 2-10　疾病就医费用的认识

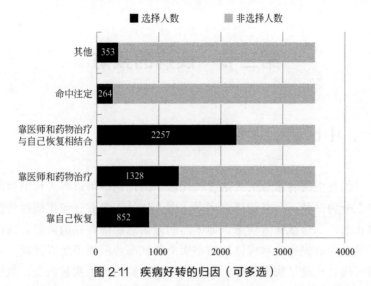

图 2-11 疾病好转的归因（可多选）

多数被调查者认为大部分疾病是否可以完全治愈不能下定论，占 53%，认为大部分疾病是可以完全治愈的占 26%，认为大部分疾病不可以完全治愈的占 15%，对此不清楚的占 6%（图 2-12）。

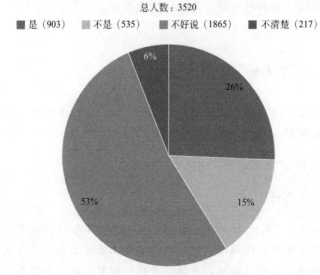

图 2-12 对疾病是否治愈的认识

第三节 疾病的预防

一、中医防病理论及应用

综合中医各家说法并结合现代医学的理论，可以将人群的健康状态分为三种：一是健康未病态，即人体处于没有任何疾病时的健康状态；二是欲病未病态，即体内病理信息隐匿存在的阶段，或已经具有少数先兆症状或体征的小疾小恙状态，但尚不足以诊断为某种疾病；三是已病未传态，即人体某一脏器出现了明显病变，根据疾病的传变规律及脏腑之间的生理、病理关系，病邪可能传入其他脏腑，但病邪尚局限在某一脏腑未发生传变的状态。

"治未病"就是针对这三种状态，采取未病养生防病于先、欲病施治防微杜渐和已病早治防止传变的措施。

(一)"治未病"思想的起源

魏文王问名医扁鹊："你们家兄弟三人，都精于医术，到底哪一位最好呢？"

扁鹊答："长兄最好，中兄次之，我最差。"

魏文王再问："那么为什么你最出名呢？"

扁鹊答："我长兄治病，是治病于病情发作之前。由于一般人不知道他事先能铲除病因，所以他的名气无法传出去，只有我们家的人才知道。我中兄治病，是治病于病情初起之时。一般人以为他只能治轻微的小病，所以他的名气只及于本乡里。而我扁鹊治病，是治病于病情严重之时。一般人都看到我在经脉上穿针管来放血、在皮肤上敷药等大手术，所以以为我的医术高明，名气因此响遍全国。"

魏文王说："你说得好极了。"

这个故事告诉我们：事后控制不如事中控制，事中控制不如事前控制。可惜大多数人未能认识到这一点，等到错误的决策造成了重大的损失时才寻求弥补，有时是亡羊补牢，为时已晚。

历代医家乃至现代医学对"治未病"思想都极为重视。"治未病"的概念最早出现于《黄帝内经》，在《素问·四气调神大论》中提出："是故圣人不治已病治未病，不治已乱治未乱，此之谓也。夫病已成而后药之，乱已成而后治之，譬犹渴而穿井，斗而铸锥，不亦晚乎。"《素问·刺热》篇："肝热病者左颊先赤，心热病者颜先赤，脾热病者鼻先赤，肺热病者右颊先赤，肾热病者颐先赤。病虽未发，见赤色者刺之，名曰治未病。"此"病虽未发"，结合上文是指机体已受邪但尚处于无症状或症状尚较少、较轻的阶段。这种潜病态可发展成为某种具有明显症状和体征的疾病。《灵枢·逆顺》载："上工，刺其未生者也。其次，刺其未盛者也。其次，刺其已衰者也……上工治未病，不治已病。"

由此可见"治未病"是指通过一定的防治手段以阻断其发展，从而使这种潜病态向健康方向转化，属于疾病早期治疗的范围。

（二）"治未病"思想的发展演变

唐代医家孙思邈提出了"上医医未病之病，中医医欲病之病，下医医已病之病"，将疾病分为"未病""欲病""已病"三个层次。历代医家对于"治未病"的思想和内容进行了继承和发扬，在他们的著作中可以见到"治未病"的理论和应用。可见古人对于"治未病"思想之重视。

医圣张仲景秉《黄帝内经》《难经》之旨，在临床医学实践中贯彻"治未病"思想，他在《金匮要略·脏腑经络先后病脉篇》中云："见肝之病，知肝传脾，当先实脾"，这是运用五行乘侮规律得出的治病防变的措施，是"治未病"思想既病防变的具体体现。

元代朱丹溪指出："与其求疗于有疾之后，不若摄养于无疾之先。盖疾成而后药者，徒劳而已。是故已病而不治，所以为医家之法，未病而先治，所以明摄生之理。夫如是，则思患而预防之者，何患之有哉？"提出了预防与养生的重要性。

明代的杨继洲《针灸大成》中也有艾灸预防中风的详细记载，如："但未中风时，一两月前，或三四月前，不时足胫发酸发重，良久方解，此将中风之候也，便宜急灸三里、绝骨四处，各三壮……如春交夏时，夏交秋时，俱宜灸，常令二足灸疮妙。"

清代温病学家叶天士根据温病的发展规律和温邪易伤津耗液的特点，提出对于肾水素虚的患者应防病邪乘虚深入下焦，损及肾阴，在治疗上主张在甘寒养胃同时加入咸寒滋肾之品，以"先安未受邪之地"，是既病防变法则的典范。

(三)"治未病"的基本原则

治未病理论的核心观点，一是未病先防，二是既病防变，三是已病早治，防止传变。另外，还有瘥后调摄、防其复发，即疾病初愈正气尚虚、邪气留恋，机体处于不稳定状态，功能还没有完全恢复之时，机体或处于健康未病态、潜病未病态、欲病未病态，都要注意调摄，防止疾病复发。这些干预原则均可归属于治未病范畴。

1. 未病先防

未病先防是指在人体未发生疾病之前，采取各种措施，做好预防工作，以防止疾病的发生。未病先防有两种思路。

（1）养生强体　未病养生，防病于先，意即未患病之前先预防，避免疾病的发生，这是医学的最高目标，是健康未病态的治疗原则，是一名高明医生应该追求的最高境界，这也是中医学预防疾病思想最突出的体现。"是故已病而后治，所以为医家之法；未病而先治，所以明摄生之理"（《丹溪心法》）。

（2）预防侵害　中医认为，病邪是导致疾病发生的重要条件，故未病先防，除了增强体质，提高正气的抗邪能力外，还要注意防止病邪的侵害。应讲究卫生，防止环境、水源和食物污染，对六淫、疫疬等应避其毒气。至于外伤和虫、兽伤，则要在日常生活和劳动中，留心防范。

2. 既病防变

传变，亦称传化，是指脏腑组织病变的转移变化。既病防变是指疾病已经存在，要及早诊断，及早治疗，防其由浅入深，或发生脏腑之间的传变。这是欲病未病态、传变未病态的治疗原则。"善医者，知病势之盛而必传也，预为之防，无使结聚，无使泛滥，无使并合，此上工治未病之说也"（《医学源流论·表里上下论》）。

（1）早期诊断　"病之始生浅，则易治；久而深入，则难治"（《医学源流论·防微论》）。疾病初期，病情轻浅，正气未衰，所以比较易治。倘若不及时治疗，病邪就会由表入里，病情加重，正气受到严重耗损，以至病情危重。因此既病之后，就要争取时间及早诊治，防止疾病由小到大，由轻到重，由局部到整体，防微杜渐，这是防治疾病的重要原则。所谓"见微知著，弥患于未萌，是为上工"(《医学心悟》)。如头目眩晕，拇指和示指麻木，口眼和肌肉不自主地跳动为中风预兆，必须重视防治，以免酿成大患。

（2）防微杜渐　指在疾病无明显症状之前要采取措施，治病于初始，避免机体的失衡状态继续发展，这是潜病未病态的治疗原则。在疾病防治工作中，掌握疾病发生发展规律及其传变途径，做到早期诊断、有效地治疗，才能防止疾病传变。

（3）先安未受邪之地　中医认为，人体"五脏相通，移皆有次，五脏有病，则各传其所胜"(《素问·玉机真脏论》)。因而主张根据其传变规律，实施预见性治疗，以控制其病理传变。如《金匮要略》中所说："见肝之病，知肝传脾，当先实脾。"因此，临床上治疗肝病时常配合健脾和胃之法，就是要先补脾胃，使脾气旺盛而不受邪，就能防止肝病传脾。如五脏之伤，穷必及肾。故在温热病发展过程中，因热邪伤阴，胃阴受损的患者，病情进一步发展，则易耗伤肾阴。清代医家叶天士提出了"务在先安未受邪之地"的防治原则。在甘寒以养胃阴的方药中，加入"咸寒"以养肾阴的药物，从而防止肾阴耗伤。

（四）中医防病理论与经验的传承和发展

1. 药物预防及人工免疫

《素问·刺法论》中有："小金丹……服十粒，无疫干也"的记载，可见我国很早就已开始用药物预防疾病了。我国在 16 世纪就发明了人痘接种法预防天花，是人工免疫的先驱，为后世预防接种免疫学的发展开辟了道路。近年来随着中医药的发展，试用中药预防多种疾病收到了很好的效果。如板蓝根、大青叶预防流感、腮腺炎，马齿苋预防菌痢等，都是简便易行、用之有效的方法。

2. "治未病"工程

以中医"治未病"理论为指导的"治未病"健康工程于 2007 年启动，国家中医药管理局在 2008 年制定了《"治未病"健康工程实施方案（2008—2010 年）》。2016 年又下发了国中医药规财发 [2016] 25 号《中医药发展"十三五"规划》，提出了十三五期间中医治未病工程，其主要任务就是：构建服务提供体系、完善服务技术（产品）体系，建立服务支持体系。

当前"治未病"思想已逐渐作为广大医务工作者关注的重点之一，并且"治未病"也有着巨大的临床意义和社会效益。对于单个患者，可以通过提高生活质量，创造更多的社会价值；还可以为国家节省大量的治疗花费，节省大量的医疗资源。

二、西医疾病防控理论及应用

西医在疾病的认知发展进程中也发现某些措施能够有效地防止疾病的发生。

十七世纪中期的欧洲曾爆发过一场空前绝后的传染病——黑死病，一年不到，欧洲人口就锐减了一半。以英伦半岛南部的伦敦为中心的地区是爆发的重灾区。一名外来的商人把黑死病带到了半岛南北接壤的一个叫亚姆村的小村庄。很快这个只有 344 人的小村庄变得人心惶惶而纷纷想向北部逃离。这时，一个叫威廉莫泊桑的牧师站了出来，他坚决反对村民向北逃离。他对村民说，谁也不知道自己是否被感染，如果已经被感染，逃与不逃都是死，但逃出去一定会传染更多人。在他的劝说下，村民放弃了向北逃离，并在向北的通道上筑起了一道石墙。随后，由于黑死病的肆虐，村民大量死亡，而且多半是未成年的孩子。直到黑死病消失，这个 344 人的小村庄仅仅有 33 人侥幸活了下来。威廉牧师也死于黑死病。但就是这个亚姆村，成功地阻隔了黑死病向半岛北部的传播，为英伦半岛留下了一个"后花园"。威廉牧师为垂危的患者都提前写好了他们的墓志铭。于是现在去曼彻斯特旁边亚姆村里的旅客，都能看到 300 多座墓碑上那些催人泪下的言语。威廉牧师的墓碑上只有一句话："请把善良传递下去……"

世界卫生组织调查显示：目前对人的健康和寿命来说，生活方式和行为起到的作用占 60%，居于主导地位，医疗因素仅占 8%，只要有效改善个人的生活方式与形成良好的行为习惯，80% 的心脏病和糖尿病、70% 的脑卒中、50% 的癌症都可以避免。探究疾病有效的预防干预措施，极大地推动了现代医学的发展，并在预防医学、免疫学等分支学科上取得了重要的创新成果，从而对维护人类的健康做出了重大贡献。

（一）预防医学的起源与发展

1. 预防医学的内涵

预防医学是以人群为研究对象，应用宏观与微观的技术手段，研究健康影响因素及其作用规律，阐明外界环境因素与人群健康的相互关系，制定公共卫生策略与措施，以达到预防疾病、增进健康、延长寿命、提高生命质量为目标的一门医学科学。

预防医学以卫生毒理学与卫生统计学，对疾病的发生与发展规律进行研究，从而探讨如何消除人体内外环境中对健康有害的因素并对有利因素加以利用，从而达到防止疾病发生、增进身心健康，提高劳动能力，延长人类寿命的学科。预防医学的研究对象包括个体和群体，重点在于健康和无症状患者及其与环境的关系，在研究方法上更加注重微观与宏观的结合，主要针对疾病的防治制定有效的措施和策略。

2. 预防医学的整体结构

预防医学的起源与欧洲工业化发展有关。由于工业化社会的兴起，农村人口大量涌入城市，使城市人口大量聚集，但基础设备的发展相对滞后，从而导致居住条件、工作环境的恶化和营养不良、食品污染等因素对健康的危害越来越严重，促使人们对环境因素与疾病的相关性进行深入而细致的研究，逐渐形成并发展成为现代的预防医学。

在特定的环境中与特定群体中，疾病的发生与发展规律有所不同。预防医学与临床医学的显著差异在于：临床医学主要是对已病患者个体的疾病发展与转归规律、影响因素开展研究，从而制定疾病的诊断与治疗方案，促进患者康复；预防医学是更加注重研究疾病在群体环境中的变化发展规律，对疾病在群体中的发生率以及如何有效控制和降低发生率的策略与措施更加关注。因此卫生统计学就成为预防医学体系中不可或缺的重要的研究分析工具。

对疾病的研究离不开对环境、人体的各种检测，卫生检验的意义在于为阐释疾病的发生与发展规律以及验证干预措施的有效性提供客观的、公正的、权威的依据。但检测疾病相关的指标数据并验证各种因素与疾病的密切关系并不是预防医学研究的最终目的，只有最终制定有效的预防措施并加以实施以及将这些措施不断地发展、优化和完善才是其最终目的。

3. 预防医学的发展

预防医学是随着现代医学和统计学、微生物学的先后创立而逐步发展完善的。

（1）国外预防医学的发展　预防医学的产生与欧洲工业化时代有着密切关联。在十九世纪，人们对预防疾病的意义已经有比较充分的认识，但医疗卫生工作的分支分化还不充分，所有与疾病相关的工作都由医护人员担任。20 世纪第一次世界大战之后，由于非常缺乏解决人群卫生问题的专业人员，欧美国家纷纷在医学院校开设了预防与社会医学系、公共卫生系等，开展有别于临床医学的专门化的专业教育，致力培养公共卫生方面的专业人才，使预防医学人才从医学人才体系分离出来，成为一支专门从事公共卫生与疾病预防工作的队伍。第二次世界大战之后，公共卫生医师的作用更加受到重视，欧美各国都开设了专门的公共卫生学院。

欧美各国都非常重视公共卫生事业的健全与完善，均有完整的卫生防疫和社会医疗体系。据世界卫生组织统计，1994 年欧美 54 个国家已有公共卫生学校共 284 座，其毕业生将主要从事环境监控、卫生宣教、卫生立法等工作。美国目前有独立的公共卫生学院，其生源为已完成本科教育的医学和非医学专业学生，开设营养学、流行病学、病因学等医学专业类课程，同时针对预防医学以群体为研究对象，注重环境与疾病的相关性等学科特点，开设统计学、职业卫生学、环境卫生学、公共卫生计划、卫生教育、疾病控制规划等疾病与社会、职业、管理体制等因素紧密结合的课程，使预防医学专业人才通过这些课程的学习，能够获得在社区开展卫生工作的能力与素质。社会学、经济学、政治学等课程也成为预防医学专业人才的必修课。

（2）我国预防医学的发展　尽管在中医体系中疾病预防的理念早已有之，但我国预防医学的发展，特别是预防医学专业的创立主要还是因动荡的战争年代，大批伤员、难民出现所导致传染病的广泛存在。在国统区的北平、上海、重庆等大城市综合大学的医学院，都开设了公共卫生学系，招收了少量公共卫生专业学生。解放区于 1940 年在延安创办了中国医科大学，也开设了预防医学专业，培养了一批公共卫生专业人才，为建国后预防医学专业教育的开展打下了基础。

1950年，新中国卫生部提出了"预防为主"的卫生工作方针，并在部分高等医学院校中开办了公共卫生专业。1954年8月，卫生部召开了第十届全国高等医学教育会议，确定预防医学专业学制为5年，从1955年起执行。1955年初，卫生部决定将现有9处公共卫生专业调整合并为6处。1955年秋，按全国六大行政区划分，设立了北京医学院卫生系、哈医大卫生系、山西医学院卫生系、上海第一医学院卫生系、武汉医学院卫生系、四川医学院卫生系，当年，全国公共卫生专业学生1702人。1958年，全国17个省、市的医学院校盲目追求数量，又先后建立卫生系17处，但到1962年，都先后下马，仅保留了原6处，设备师资稳中有升，招生规模与前持平。

改革开放之后，预防医学教育事业得到了蓬勃发展，原六处卫生系的教学质量不断提高。1981年，四川医学院设置了卫生检验专业，武汉医学院增设了环境医学专业。1985年，哈尔滨医科大学在原卫生系基础上，首先建成了公共卫生学院，设有卫生、卫生检验、卫生管理、营养与食品卫生4个专业。继之，北京医科大学、上海医科大学、华西医科大学、同济医科大学都先后建立了公共卫生学院。1995年，全国已有公共卫生院系共41处，招生总数达5753人。1981年始，哈尔滨医科大学等原六处医学院的卫生系开始招收硕士及以上研究生。至1995年，已有十所医科大学开设了研究生专业，北京医科大学、上海医科大学、协和医科大学相继成立了研究生院，西安医科大学（现西安交通大学）还与美国阿拉巴马大学合办了社会医学与卫生事业管理专业，招生20名，学制3年。据有关部门统计，到1998年，中国公共卫生专业已培养硕士生648人，博士生32人。

（3）预防医学的发展前景　伴随社会经济发展而日益严重的环境卫生问题，以及由此引发的职业病流行，引起了人们对疾病预防工作的高度重视，美国公共卫生教育所倡导的"立足群体、立足社会"的原则，将公共卫生教育从医学领域向社会领域过渡的方针日益被各国政府所接受，"追求健康，回归自然"在经济相对发达的国家和地区日益成为民众的生活理念，使预防医学不再仅仅是医学领域的分支，而是医学、社会学、环境学多学科教育的集合。

中国人民的经济收入和文化素养正在不断提高，对疾病的认识也由被动接受治疗转向主动预防、追求健康上来。国家对预防医学教育的重视程度将进一步提高，投入将进一步增加，招生规模将进一步扩大，同时课程设置将更趋向于社会学、环境学等非医学类的比例，以此来满足不断增长的社会对公共卫生专业人才的需求。由于该专业在中国的状况一直比较好，所以其供求应该基本上可达到平衡，但其仍将是 21 世纪世界范围内的热点专业。

（二）免疫学与疾病防控

免疫学是一门既古老而又新兴的学科。免疫学的发展是人们在实践中不断探索、不断总结和不断创新的结果。

1. 免疫与免疫学的含义

"免疫"一词源于拉丁文"immunis"，本意指"免除税收"（exception from charges），同时也有"免于疫患"的意思。医学上的免疫是指机体具有自动识别"自己的"和"非己的"被称之为"抗原"的因素，从而自行采取接受或排斥的生理功能。

在正常情况下，这种生理功能对机体有益。例如当外来的刺激，如细菌、病毒等进入人体时，则机体发挥免疫功能而产生抗感染以维持机体生理平衡和稳定的保护作用。但在一定条件下，当免疫功能失调时，也会对机体产生有害的反应和结果，如免疫功能亢进可能引发超敏反应、自身免疫病和肿瘤等。研究生物体对抗原物质免疫应答性及其方法的学科就称为免疫学。

2. 免疫学的发展

一般认为免疫学的发展经历了经验免疫学、经典免疫学、近代免疫学和现代免疫四个时期。

(1) 经验时期 早在公元 11 世纪，中国医学家在实践中创造性地发明了用人工轻度感染的方法预防天花。在明代隆庆年间（1567~1572），人痘苗已在中国广泛应用。至 17 世纪，人痘苗接种预防天花的方法先后传入俄国、朝鲜、日本、土耳其、英国等地，进而使人痘苗预防天花的方法得以推广和验证。这一时期是人类认识机体免疫的开端。这一时期人们并不能详细解释免疫的原理及其发生的机制，只是通过生活中的观察而总结得到了免疫的经验，并逐渐推广这种经验，属于技术推广的范畴，还不能说明产生或形成了免疫学。

(2) 经典时期 18 世纪至 20 世纪中叶为经典免疫学时期。这一时期，人们对免疫功能的认识由人体现象的观察进入到了科学实验阶段。各种疫苗的发现与发明，不仅开辟了疫苗发展的新局面，也开创了人工被动免疫疗法之先河。抗原、抗体、补体的相继发现，推动了血清学方法的建立和免疫化学的研究，从而建立了抗体生成理论和对机体保护性免疫机制的探讨。这一时期人们是通过实验的方式，开始了对免疫机制的探究，借助实验方法的进步而推动各种免疫技术的应用，并逐渐对人体免疫有了更多、更深刻的认识。

(3) 近代时期 20 世纪中叶到该世纪 60 年代，人们已经掌握了免疫的基本规律，并总结形成了各种理论学说。并通过理论指导下的实验研究，对生物机体的免疫反应、规律有了更加全面、更加充分的认识，发现了迟发型超敏反应、免疫耐受，免疫学的研究也不再局限于对人体免疫的研究，而是推广到其他生物的研究。这一时期建立了间接凝集反应和免疫标记技术，提出了细胞系选择学说，免疫学进入快速发展和理论创新的阶段。

（4）现代时期　20世纪60年代至今，通过免疫系统、抗体结构与功能的研究确认了淋巴细胞系在免疫反应中的地位，阐明了免疫球蛋白的分子结构与功能，并从分子水平对免疫球蛋白的多样性、类别转化等进行了有益的探讨，提出了免疫网络学说。生物技术也向基因工程等领域深入发展。

3. 免疫技术在疾病防控中的应用

免疫技术的应用主要包括疾病诊断、疾病预防、疾病筛查等方面。

（1）疾病诊断　机体的免疫反应可以通过机体的各种生理、生化指标表现出来，因此临床上就运用反证的方法，通过各种生化指标的检测，来说明疾病的发生与发展，从而帮助医生对疾病的病因、病灶部位以及疾病分类作出准确的判断。各种生理生化指标的变化及动态发展的趋势，与疾病的发展方向密切相关，因此通过对这些生理生化指标的监测，能够帮助医生判断疾病的发展方向，帮助医生对临床干预措施的有效性、安全性进行科学的研判。

（2）疾病预防　通过刺激机体对抗原产生抗体，使人体对抗原产生抵抗力而达到预防疾病的目的。这一免疫原理与技术已经大量用于疾病的防控。如有计划地接种疫苗，人类已经能够有效控制麻疹、小儿麻痹症等疾病。我国实行有计划的预防接种制度，把乙肝疫苗、卡介苗、脊髓灰质炎疫苗、百白破等列入了强制免疫范围，对儿童实行预防接种证制度，从而有效地提高了我国国民的健康水平。

（3）疾病筛查　疾病筛查是指在未发生疾病前，通过生物技术的手段对危险因子进行检测，为评价疾病发生的风险程度以及采取何种干预措施提供依据。例如对妊娠期妇女进行糖氏筛查以判断胎儿患先天愚型、神经管缺陷等疾病的危险系数，以指导是否依法、依规采取妊娠终止措施。目前筛检措施逐渐从医学领域拓展到健康管理领域。在《"健康中国2030"规划纲要》中也提出了出生缺陷防治体系的目标与任务，要求做好出生缺陷三级预防和康复工作，在实施新生儿4种遗传代谢性疾病免费筛查项目的基础上，鼓励有条件的地区进一步扩大筛查病种，健全出生缺陷监测网络。

（三）公共卫生学与突发公共卫生事件应急体系

1. 公共卫生学的起源、发展和分化

公共卫生学起源于人类对环境与疾病关系的研究，并逐渐发展为社会医学[8]。

公共卫生学与预防医学的产生背景相似，都源于18世纪的大工业革命。德国学者皮腾科费尔对环境因素与霍乱、肠伤寒病流行关系进行了研究，于1882年与人合作出版了《卫生学指南》，建立了其作为现代卫生学的主要奠基人之一的地位。但预防医学侧重于疾病的防控技术的应用和防控策略的研究，与卫生检测技术、疾病控制技术的关系更为密切。而公共卫生学研究内容主要包括劳动卫生与环境卫生的研究、流行病与卫生统计学、毒理学、营养与食品、社会医学与少儿卫生、全科医学、医学伦理与卫生法学等。更加侧重于医疗资源的调配、控制疾病扩散技术与策略以及制定公共卫生政策等内容。

卫生学家对职业与职业病的相关性展开研究，如研究缝纫、烟草、火柴、炼铅等行业工人的职业病，并与其他职业的同类疾病进

行对比，从而发现职业环境对职业病的影响及其规律。德国学者洛伊布舍尔根据这些研究成果提出了减少危险工作日、改进工作环境的卫生设备、采用无毒材料预防工业中毒等方面的建议。劳动卫生学逐渐从公共卫生中分化而形成独立学科。

19世纪中叶，欧洲一些国家开始关注学校卫生问题，制订了规划并委派官员和医生对小学新入学儿童进行体格检查，并逐渐开展了定期复查。20世纪初，许多学校陆续设立了保健护理站、诊疗所和校医院，对儿童的眼、耳、鼻、喉、齿等器官的疾病进行预防和诊治。学校医疗服务成为社会公共卫生事业的重要组成部分。

随着公共卫生学的发展，越来越多的机构、人员进入到疾病防控领域。法国医生盖林积极倡导社会医学，他向法国公众呼吁，为了公众的利益采取公平分配措施，建立新的社会医学体系，把医学监督、公共卫生、法医学等学科归纳于一个有机整体，号召医生自觉地运用社会医学的观点去观察和解决社会的卫生问题。1851年，欧洲各国在巴黎举行第一次国际卫生学大会，制定了共同的检疫措施以防止鼠疫、霍乱和黄热病的传播。1892年又在威尼斯举行的国际医学会议上制定了防止霍乱的国际公约。公共卫生学则衍生出了卫生法学。

如今，人们已经清醒地认识到公共卫生事业的成功需要整个国际社会的团结协作。

《"健康中国2030"规划纲要》提出要加强突发公共事件卫生应急体系建设，包括加强卫生应急体系和核心能力建设、建立健全突发急性传染病防治体系和突发事件紧急医学救援网络建设。

2. 突发公共事件的分类

突发公共事件是指突然发生，造成或者可能造成严重社会危害，需要采取应急处置措施予以应对的自然灾害、事故灾难、公共卫生事件和社会安全事件。

各类突发公共事件按照其性质、严重程度、可控性和影响范围等因素，一般分为四级：Ⅰ级（特别重大）、Ⅱ级（重大）、Ⅲ级（较大）和Ⅳ级（一般）。对突发事件进行分级，目的是落实应急管理的责任和提高应急处置的效能。Ⅰ级（特别重大）突发事件由国务院负责组织处置；Ⅱ级（重大）突发事件由省级政府负责组织处置；Ⅲ级（较大）突发事件由市级政府负责组织处置；Ⅳ级（一般）突发事件由县级政府负责组织处置。各类突发公共事件分级标准中的一条共性的、最重要的标准是人员伤亡，死亡30人以上为特别重大，10～30人为重大，3～10人为较大，1～3人为一般。具体确定时要结合不同类别的突发事件情况和其他标准具体分析。

3. 突发公共卫生事件应急体系

这一体系是特指专门针对突发公共卫生事件所建立的应急体系，是突发公共事件应急体系的重要组成部门，包括全社会统一应急指挥、协调机制，形成应急处理的合力。在遇到公共卫生突发事件时，能及时、准确地进行预报，并提出相应防范措施，特别是解决公共卫生突发事件所必需、必要的人力、物力、财力资源，提出合理的卫生突发事件应对指南，制定具备针对性和可操作性、科学合理的卫生突发事件应急预案等。

（四）中西医疾病防控思想的契合

"治未病"原则在临床各科疾病的预防中都具有重要意义，甚至可以指导人类已知的所有疾病的预防。中医药"治未病"理论和临床研究开展得非常广泛，而且其防治意义已经逐渐为人们所公认。对于病因明确的疾病，人们可以主动地避免或者远离各种致病危险因素。但是，目前大多数疾病的病因或危险因素尚不明确，还不能实施有效的预防。因此，采用中医中药"治未病"的方法，在疾病的预防与已病防变方面显现出了巨大的优势。

无论是西医的发展战略还是现代的三级预防思想，与中医的"治未病"思想有着许多契合之处，从而有了针对不同人群制定相应的预防保健措施的"体质三级预防学说"：一级预防是针对个体体质的特殊性，积极改善特殊体质，增强自身的抵抗力，从而实现对特殊人群的病因干预，阻止相关疾病的发生；二级预防是临床前期预防，即在疾病的临床前期做好早期发现、早期诊断、早期治疗的"三早"预防措施；三级预防即临床预防，对已患某些疾病者，结合体质的特异性及时治疗，防止恶化。世界卫生组织 1996 年在《迎接 21 世纪的挑战》中也明确提出了西医学发展的目标方向，即：疾病医学向健康医学发展，从重治疗向重预防发展，从针对病源的对抗治疗向整体治疗发展，从重视对病灶的改善向重视人体生态环境的改善发展，从群体治疗向个体治疗发展，从生物治疗向心身综合治疗发展，从强调医生作用向重视患者的自我保健作用发展，医疗服务方面则是从以疾病为中心向以患者为中心发展。

三、卫生经济学的产生与发展

西医的发展是伴随疾病的认知而发展的。从西医体系中分离出来的卫生经济学，是研究卫生服务、人民健康与社会经济发展之间的相互制约关系、卫生领域内的经济关系和经济资源的合理使用，以揭示卫生领域内经济规律发生作用的范围、形式和特点的学科。

卫生经济学是多种经济学科在卫生领域中的应用，与医学、卫生学、人口学、社会学也有着密切的联系。卫生经济学在发展过程中又产生若干分支，包括医疗经济学、保健经济学、卫生计划经济学、卫生技术经济学、医院经济管理学、医学经济学等。

（一）卫生经济学的形成背景

医疗的经济问题，很久以前就引起了人们的注意。公元前3世纪，古希腊思想家亚里士多德曾谈到农民和医生之间在生产和交换中的关系。17世纪，英国古典经济学家配第在《献给英明人士》一书中指出：花在工人身上的医疗保健费用会带来经济上的收益。1940年，西格里斯特发表了《医疗经济学绪论》一文，认为医疗经济学应该阐明阻碍现代医学应用的各种社会经济条件，分析贫困与疾病给国民经济带来的巨大损失，解决医疗价格与患者的经济负担能力之间的矛盾。第二次世界大战以后，卫生经济学成为一门新的学科从经济学体系中独立出来，主要基于二战后的两个背景。

1. 国家卫生费用急剧增长

第二次世界大战以后，医学科研技术水平迅速提高。设施与设备的现代化、人口老龄化、慢性病剧增以及人才对医疗服务需求的提升，造成医疗卫生费用的剧增。从增长率来看，19世纪50年代许多国家卫生保健费用在国民生产总值中所占的比重增长了1%；60年代增长了1.5%；70年代增长了2%。高额的医疗卫生费用对政府、企业主、劳动者个人和家庭都是沉重的经济负担。为寻求抑制卫生费用增长的有效策略，客观上要对卫生费用迅速增长的原因予以研究和分析。

2. 卫生事业的社会化

卫生事业的规模扩大，技术装备转型升级，社会分工越来越细而专业化水平日益提高，使医疗卫生事业具备汇聚资金、劳动力的条件与功能，医疗卫生事业成为卫生产业部门而在经济社会中占据重要地位。研究卫生产业部门的经济问题就成为经济学研究的重要课题。1952年美国人马尔达在《世界卫生组织纪事》上发表了卫生经济学的第一篇论文——《卫生的经济方面》；1958年，华盛顿出版的《公共卫生报告》发表了S.J.麻希金题为《卫生经济学定义》的论文，明确提出卫生经济学的定义是"研究健康投资的最优使用的科学"；60年代以后，欧美国家进一步开展卫生经济学的研究；1968年，世界卫生组织在莫斯科召开了第一次国际性的卫生经济学讨论会，出版了论文集《健康与疾病的经济学》。

（二）我国卫生经济学研究的主要问题

中国的卫生经济学研究始于二十世纪的七十年代末期。卫生部门在总结建国后卫生事业发展的经验教训和分析卫生管理体制上存在的问题、卫生资源严重浪费原因的基础上着手研究探讨管理体制改革的策略与方法，推动了卫生经济学研究的开展。

当前，中国卫生经济学主要研究的是卫生事业的经济性质、经济作用、管理体制、保健制剂及卫生经济指标等。

1. 卫生事业的经济性质和经济作用问题

包括医务劳动的性质、卫生事业与劳动力再生产、卫生事业与人民生活消费、卫生事业与社会主义福利、卫生事业中的商品关系等。

2. 卫生事业的经济管理体制问题

主要是对原有管理体制进行分析，总结各种形式卫生经济责任制的经验，探讨进一步改革经济管理体制的方案和措施。

3. 卫生保健制度的经济问题

探讨如何改进卫生保健基金的筹集、分配和使用的方式，调整和处理卫生领域中国家集体、医务工作者个人和服务对象的经济关系，完善卫生保健制度，杜绝浪费，提高健康投资的社会经济效益。

4. 其他问题

如卫生费用的构成和发展变化的趋势。卫生费用的来源、分配、使用、补偿以及合理使用问题；价值规律在卫生领域发生作用的范围、形式和特点，医务价格的理论政策和医疗收费标准的制定；卫生领域如何贯彻按劳分配原则，改革医务技术人员工资制度问题；卫生技术经济分析：包括卫生经济资源的合理组织、卫生技术费用效益分析、卫生技术经济指标体系问题；卫生事业的宏观经济管理和医院的经济管理，特别是医院的经济核算制问题等。

（三）我国卫生经济发展的现状

2012年以来，全国公立医院收入结构中，药品收入占比显著下降，检查、治疗、护理、卫生材料收入占比则总体呈上升趋势；药品收入对整体结构变动度的贡献率最高，其次是卫生材料收入和治疗收入。取消药品加成改革以来，我国公立医院收入结构变化整体向好，但后续仍应综合施策，更好发挥政府作用，加快推进取消医用耗材加成改革、理顺医疗服务价格比价关系，保证不同级别公立医院平稳运行[9]。

2016年我国召开了21世纪以来第一次卫生与健康大会，习近平总书记指出，把人民健康放在优先发展的战略地位；党的十九大更是将健康中国战略上升为国家战略；《党和国家机构改革方案》明确提出组建国家卫生健康委，赋予卫生健康行政部门新的历史使命和职能。

苏剑楠拓展了研究的视角，对卫生健康规划的内涵和现状开展研究，提出了构建卫生健康规划体系，明确各级各类卫生健康规划功能定位，保障卫生健康事业的顺利发展对新时期卫生健康规划的建议[10]。

（四）居民健康的社会经济指标

指标作为社会政策的最重要手段，可从多方面推算出预定措施的效果和未来的方向。居民健康是一种复杂的社会现象，需要从多方面的指标予以评价。

1. 疾病谱与疾病发生率

简单地说，疾病谱就是疾病发生的种类。在人类不同的历史时间，疾病的发生频率、发生率都有所不同。疾病谱反映社会医疗技术水平，但由于医疗技术水平的提高与社会经济水平的提高密切相关，故疾病谱的变化与经济有直接关系。例如传染病曾经是威胁人类的最重大疾病，十八世纪欧洲流行的黑死病被称为收割人类生命的"死亡镰刀"。十九世纪随着青霉素的发现及应用，很多传染病得到了有效控制。人类已经通过"种痘"的方式消灭了天花。现在，传染病对人类健康的威胁仍然很大，但心血管疾病、癌症等疾病的威胁不断提高。

从经济学的角度来看，预防疾病给经济带来的压力远低于治疗疾病给经济带来的压力。因此，疫苗接种率、疾病发生率等指标也就与社会经济指标发生关联。这些指标可以反映控制疾病的技术水平。为保证生育质量，各国对已知的遗传性疾病在妊娠期就进行筛查，从而有效地减小遗传性疾病的发生率。目前已经有很多第三方机构对某些癌症基因进行筛查，对癌症发生的风险进行评估，也是一种健康管理的手段，隐含着潜在的经济与服务需求。

2. 出生率与死亡率

出生率、死亡率反映医疗技术水平，也是决定人类规模的重要因素。出生率的高低与世界各国的经济水平相关，多生育所产生的社会总体劳动力提升，将给社会经济发展带来强大的动力。中国是世界上人口最多的国家之一，也曾经是劳动力最富足、劳动力成本较为低廉的国家。但目前我国在世界经济社会中，人口红利逐渐降低。

出生率的高低不仅受到社会医疗保健技术水平的制约，也受到经济发展水平的制约，同时受到各国宗教、文化、医药卫生体制及相关制度的影响，如我国二十世纪八十年代初期开始实施计划生育政策，对控制我国人口规模产生了重要影响，也改变了人们的生育观。而同时期的欧洲很多国家，为增加人口数量，政府则采取了鼓励生育的政策。

出生率对社会经济的影响还要结合新生儿死亡率、健康率等指标进行分析。新生儿死亡率反映生产时期的医疗技术水平，而新生儿健康率反映的是生育的质量水平。全世界有 3％的儿童出生时智力不全，近 10％的儿童有低能的各种表现。

研究数据表明，人类的平均寿命在 1896～1984 年的近 90 年间，从 32 岁延长到 70 岁，增长了 2 倍多，说明在近 90 年时间里，人类的健康水平大幅度提升。但值得注意的是，人均寿命的现有水平远未达到实际最佳状况，男女平均寿命的增长存在着差别和不协调，酗酒、肌肉活动少、饮食过量、精神紧张、劳动和生活不协调（外伤、职业病）、环境卫生状况不佳等都影响到长寿[11]。随着人类寿命的延长，各种老年性疾病也随之出现。人口的老龄化，一方面带来服务需求的改变，从而产生"养老"经济并推动经济的发展；另一方面也因老年性疾病难以控制和根治，从而给社会带来一定的经济压力。

3. 医疗服务资源与服务质量水平指标

反映卫生事业发展水平，并与经济发展水平密切相关的指标：一是医疗服务资源的规模、数量；二是医疗服务的满意度。包括每千人口执业（助理）医师数、每千人口执业（助理）医师数护士数、15 分钟基本医疗卫生服务圈以及护理、助产、医疗辅助服务、医疗卫生技术人员评价指标等。这些因素通过人口数量基础上的医疗机构的数、病床数、医疗服务人员的结构及数量来反映社会医疗服务资源的规模与供给水平，并通过医疗服务满意率、防治与诊疗技术服务成本、医疗卫生产业在国民经济中的占比等指标与社会经济水平的评价发生关联。

四、我国疾病防控体系建设

2004 年，我国卫生部颁布《关于疾病预防控制体系建设的若干规定》（中华人民共和国卫生部令第 40 号），提出了建设疾病预防控制体系的具体措施。2016 年，中共中央审议通过颁布实施《"健康中国 2030"规划纲要》，提出疾病预防控制体系的任务与目标。

（一）疾病防控体系含义

疾病预防控制体系是指在政府主导下，倡导国内社会广泛参与，全国卫生系统内与疾病预防控制相关的部门及机构，包括政府卫生计生行政部门、疾病预防控制业务机构、疾病预防控制相关的医疗卫生机构与基层卫生机构（城市社区卫生服务中心或站、农村乡镇卫生院或村卫生室）共同构成国家、省、市、县、社区 5 个层次机构组织起来的工作体系。

建设疾病预防控制体系的意义在于提高疾病预防控制和突发公共卫生事件应急处置能力，保障人民身体健康和生命安全，促进社会稳定与经济发展。

（二）建设疾病预防控制体系的内容

疾病预防控制体系建设包括：

（1）加强国家、省、设区的市、县级疾病预防控制机构和基层预防保健组织建设，强化医疗卫生机构疾病预防控制的责任；

（2）建立功能完善、反应迅速、运转协调的突发公共卫生事件应急机制；

（3）健全覆盖城乡、灵敏高效、快速畅通的疫情信息网络；

（4）改善疾病预防控制机构基础设施和实验室设备条件；

（5）加强疾病预防控制专业队伍建设，提高流行病学调查、现场处置和实验室检测检验能力。其主要职能是疾病预防与控制、突发公共卫生事件应急处置、疫情报告及健康相关因素信息管理、健康危害因素监测与干预、实验室检测分析与评价、健康促进和健康教育、技术管理与应用研究指导。

（三）建设疾病预防控制体系的目标

《"十三五"卫生与健康规划》（国发〔2016〕77 号），在总结十二五规划发展成果的基础上，提出了十三五规划目标和任务指标（表 2-1）。

表 2-1　《“十三五”卫生与健康规划》主要发展指标

领域	主要指标	单位	2020 年	2015 年	指标性质
健康水平	人均预期寿命	岁	＞77.3	76.34	预期性
	孕产妇死亡率	/10 万	＜18	20.1	预期性
	婴儿死亡率	‰	＜7.5	8.1	预期性
	5 岁以下儿童死亡率	‰	＜9.5	10.7	预期性
疾病防控	居民健康素养水平	%	＞20	10	预期性
	以乡(镇、街道)为单位适龄儿童免疫规划疫苗接种率	%	＞90	＞90	约束性
	肺结核发病率	/10 万	＜58	63.4	预期性
	因心脑血管疾病、癌症、慢性呼吸系统疾病和糖尿病导致的过早病死率	%	比 2015 年降低 10%	18.5	预期性
妇幼健康	孕产妇系统管理率	%	＞90	＞90	约束性
	3 岁以下儿童系统管理率	%	＞90	＞90	约束性
	孕前优生健康检查目标人群覆盖率	%	＞80	＞80	预期性
医疗服务	三级医院平均住院日	天	＜8	10.2	预期性
	院内感染发生率	%	＜3.2	3.5	预期性
	30 天再住院率	%	＜2.4	2.65	预期性
	门诊处方抗菌药物使用率	%	＜10	＜11	预期性
计划生育	总人口	亿人	14.2 左右	13.7	预期性
	总和生育率		1.8 左右	1.5～1.6	预期性
	出生人口性别比		＜112	113.5	预期性
医疗卫生服务体系	每千人口医疗卫生机构床位数	张	＞6	5.11	预期性
	每千人口执业(助理)医师数	人	＞2.5	2.22	预期性
	每千人口注册护士数	人	＞3.14	2.37	预期性
	每万人口全科医生数	人	＞2	1.38	约束性
	社会办医院床位占医院床位总数比重	%	30	19.4	预期性
医疗卫生保障政策	范围内住院费用基本医保支付比例	%	75 左右	75 左右	预期性
	个人卫生支出占卫生总费用的比重	%	28 左右	29.27	约束性

《"健康中国 2020"战略研究报告》具体目标包括：①强化传染病和地方病等疾病防控，降低感染性疾病危害。到 2020 年有效降低疫苗可预防疾病的发生，控制 AIDS 等重大、新发传染病的预算，基本消除重点地方病的流行。②控制危险因素，遏止、扭转和减少慢性病的危害，到 2020 年有效预防可控的危险因素，遏止并扭转慢性病的蔓延，加快临床模式转换，突出慢性病的防治结合和全过程管理，降低慢性病死亡率。

《"健康中国 2030"规划纲要》提出，到 2030 年，实现全人群、全生命周期的慢性病健康管理，总体癌症 5 年生存率提高 15%。加强口腔卫生，12 岁儿童患龋率控制在 25% 以内。

第四节　常见疾病的干预策略

常见病、多发病很多，区域、人群、季节或不同临床科目等因素都会影响常见疾病谱的分类与构成。但一般情况下主要包括以下几类：呼吸道疾病，如发热、高热惊厥、咳嗽、哮喘、鼻炎、支气管炎、肺炎等；皮肤疾病，如湿疹、水痘、幼儿急疹、过敏性皮炎、风疹、白癜风、红斑狼疮、癣等；肠道疾病，如腹泻、便秘、阑尾炎、腹痛、胃肠炎等；口腔疾病，如奶瓶齿、儿童龋齿、鹅口疮、口臭等；传染类疾病，如手足口病、流行性感冒、麻疹、风疹、猩红热等；眼科疾病，如近视、泪囊炎、斜视、过敏性结膜炎；其他疾病，如贫血、低血糖、流鼻血等。在此仅选取发病率较高，与个人特质、自律性、依从性相关性高，对家庭、社会影响力强的常见疾病予以陈述。

一、常见慢性病的防治策略

　　慢性病是指慢性非传染性疾病，是对一类起病隐匿，病程长且病情迁延不愈，缺乏确切的传染性生物病因证据，病因复杂，且有些尚未完全被确认的疾病的概括性总称，包括糖尿病、高脂血症、高血压、脑卒中、冠心病以及慢性支气管哮喘等。2015 年 4 月 10 日国家卫计委例行新闻发布会上发布了《中国疾病预防控制工作进展（2015 年）报告》，用大量翔实的数据对建国以来，特别是近 10 年来我国疾病预防控制工作进展作了回顾总结。报告称慢性病综合防控工作力度虽然逐步加大，但防控形势依然严峻，脑血管病、恶性肿瘤等慢性病已成为主要死因，慢性病导致的死亡人数已占到全国总死亡的 86.6％，导致的疾病负担占总疾病负担近 70％。世界卫生组织调查显示，慢性病的发病原因 60％取决于个人的生活方式，同时还与遗传、医疗条件、社会条件和气候等因素有关。在生活方式中，膳食不合理、身体活动不足、烟草使用和有害使用酒精是慢性病的四大危险因素。

（一）高血压病防治策略

1. 血压的自我监测与筛查

　　血压与年龄、性别有一定的相关性。高血压目前一般分为成年人高血压和未成年人高血压。成年人高血压是指 18 岁及其以上年龄的高血压，诊断标准是不同日三次测量血压，收缩压≥140 毫米汞柱和（或）是舒张压≥90 毫米汞柱。未成年人高血压一般以 3～17 岁这个年龄段来计算。男孩：收缩压≥100＋2×年龄，舒张压≥65＋年龄。女孩：收缩压高于 100＋1.5×年龄，舒张压高于 65＋年龄。

任何高血压只要收缩压和舒张压其中一方达到标准就可以诊断。有高血压病史或有高血压风险的人员应养成血压自我监测的习惯，以便采取恰当的措施预防高血压产生的严重危害。

2. 有效控制血压

高血压是终身疾病，高血压患者药物治疗十分重要，大多数患者需要终身服用药物。患者要遵照医生指导用药，不可滥用药物，以免发生危险，平时应详细记录用药的种类、服法、不良反应等。

治疗高血压的时间越早越好，在达到临界高血压时就应开始治疗。除出现高血压危象外，日常对血压的控制要注意降压不宜过快过低。但高血压危象和高血压脑病的治疗应迅速降压，目的是阻止脑、肾、心等靶器官的进行性损害。限制高脂肪、高蛋白质、高热量食物对防止高血压并发症有一定作用。

常用的抗高血压药有利尿药、β-受体阻滞药、α-受体阻滞药、直接血管扩张药、钙通道阻滞药、血管紧张素转化酶抑制药等。常用降血压中药有黄芪、杜仲、桑寄生、丹参、天麻、罗布麻、菊花、葛根、山楂、牛膝、夏枯草、酸枣仁、五味子、决明子、三七、灵芝等。

3. 高血压干预措施

高血压有原发性和继发性两种，原发性高血压多发生在中年以上人群，以脑力劳动者居多；继发性高血压是其他疾病的一种症状，如肾、脑、血管及内分泌疾病均可引起血压升高。主张高血压患者松弛身心，去除杂念，维持精神生活平静，保持充足睡眠，消除紧张情绪，谨防过度疲劳。运动以量轻、时间长的耐力性项目为宜。饮食上应避免高盐、高脂、高蛋白质、高热量，并忌烟、咖啡、浓茶等。

（二）糖尿病防治策略

糖尿病是一组以高血糖为特征的代谢性疾病。高血糖是由胰岛素分泌缺陷或其生物作用受损，或两者兼有引起。患糖尿病时长期存在的高血糖导致各种组织（特别是眼、肾、心脏、血管、神经）慢性损害、功能障碍。

1. 糖尿病高危人群

有以下情形之一者为糖尿病高危人群：有糖尿病家族史；肥胖；年龄≥45岁；生产超过4千克胎儿及曾有妊娠高血糖的妇女；曾有血糖过高记录；饮食热量过高又不运动的人；高血压；高脂血症等。

2. 糖尿病分类

糖尿病分为Ⅰ型、Ⅱ型和妊娠期糖尿病三类。

（1）Ⅰ型糖尿病　为渐进性胰岛素B细胞自身免疫破坏，从而引起胰岛素生成严重缺乏所致。发病年龄多在青少年或幼儿时期，患者往往需要终身依赖胰岛素。早期应用胰岛素有助于保持患者血糖稳定。

（2）Ⅱ型糖尿病　为胰岛素抵抗和分泌不足所致。表现为胰岛素分泌正常，但身体却无法充分使用，继而造成胰岛素减少。该类型常需要较长时间来形成，发病年龄多在中年以后，且多有肥胖问题。

（3）妊娠期糖尿病　指妊娠前未患糖尿病，而在妊娠时才出现高血糖的现象，发病率1%～3%。主要是由于人体的激素水平（妊娠期所分泌的大量雌性激素、黄体素、肾上腺皮质激素）及新陈代谢变化引起。

3. 有效控制血糖

正常人空腹血糖值应该是＜6.1毫摩尔/升，餐后2小时血糖值＜7.8毫摩尔/升，超过血糖范围就有可能是糖尿病或者糖尿病前期。血糖值空腹6.1～7.0毫摩尔/升属于糖尿病前期，超过7.0毫摩尔/升属于糖尿病，餐后2小时血糖在7.8毫摩尔/升以上＜11.1毫摩尔/升也属于糖尿病前期，＞11.1毫摩尔/升排除了其他干扰因素以外就应考虑是糖尿病。

药物控制血糖包括口服降糖药与胰岛素治疗。对于血糖较高的初诊糖尿病患者，通过短期的胰岛素强化治疗或胰岛素补充治疗，可以使患者的胰岛功能得到显著改善，配合饮食和运动就可以使血糖得到良好的控制。故胰岛素的使用是根据病情的需要，当用则用，当停则停。严格的血糖控制可以提高糖尿病预后。但应注意控制掌握降糖药及胰岛素的使用指征、用药原则、注意事项，以防止低血糖的发生。

4. 糖尿病干预措施

糖尿病与遗传因素、精神因素、肥胖因素有密切关系，干预措施强调心理调节、加强运动和定时、定量进食，且应少糖、少盐、少油炸、辛辣食品。

（三）颈椎病防治策略

颈椎病又称颈椎综合征，是颈椎骨关节炎、增生性颈椎炎、颈神经根综合征、颈椎间盘脱出症的总称，是一种以退行性病理改变为基础的疾病。

1. 颈椎病的分类

颈椎病是临床常见病、多发病，分为颈型颈椎病、神经根型颈椎病、椎动脉型颈椎病、脊髓型颈椎病、交感神经型颈椎病、混合型颈椎病等。临床上可通过以下方法诊断颈椎病：临床有颈肩部疼痛、上肢无力、手指发麻、下肢乏力、行走困难、头晕等症状；影像学检查，包括 X 线检查、CT 检查、核磁共振检查等。

2. 高发人群

除已知的损伤导致颈椎病外，中老年人、睡眠体位不佳、坐姿不当者，为颈椎病的易发人群。有资料显示，长期长时间使用电脑、手机等，均易导致颈椎的过度疲劳甚至产生退行性病变，成为诱发、形成颈椎病的高危因素。

3. 颈椎病干预措施

颈椎病的治疗以控制症状、减少复发、提高患者生活质量为原则，95％的患者可以通过非手术方法解除病痛，但颈椎病的干预措施仍以预防为主。关键在于养成良好的生活行为习惯，特别是正确的坐姿、睡姿的训练，避免颈椎过度疲劳；选择合适的枕头，注意颈部保暖，加强颈部、肩部肌肉锻炼，有助于预防颈椎病；50 岁以上的人脊柱多有退行性改变，更应注意健康用枕、肩颈保暖。

（四）慢性疲劳综合征防治策略

慢性疲劳综合征（CFS）指长期（连续 6 个月以上）原因不明的极度疲劳感觉或身体不适，症状有发热、喉咙痛、淋巴结肿大、极度疲劳、食欲差、复发性上呼吸道感染、肌肉与关节痛等。

1. 诊断标准

CFS 由美国疾病控制中心 1988 年正式命名，是一组以长期极度疲劳为主要表现的全身性证候[12]。1994 年美国疾病预防控制中心修订了慢性疲劳综合征诊断标准：经临床评价后无法解释的持续或反复发作的严重慢性疲劳，病史不少于 6 个月。这种疲劳不是由于正在从事的劳动引起的，经休息不能得到缓解。同时至少具备下列其中四项：①短期记忆力减退或注意力不能集中；②咽痛；③颈部或腋窝淋巴结肿痛；④肌肉疼痛；⑤不伴有红肿的多关节疼痛；⑥出现与以往不同发作方式、类型、严重程度的头痛；⑦睡眠后精力不能恢复；⑧劳累后肌痛超过 24 小时[13]。

2. 慢性疲劳综合征干预措施

目前 CFS 的病因不明确，病理机制不清，对该病并没有统一的治疗方案，多数治疗手段为缓解 CFS 症状，改善心理状态，提高社会功能。常用的有：通过改变个人非适应性的思维和行为模式来减少失调情绪和行为，改善心理问题的认知行为疗法；运动疗法，包括耐力性运动、放松性运动、分级运动等，通过改善心血管及呼吸系统的功能、增强心理应激能力、清除体内的氧自由基、提高抗氧化能力、提高机体免疫力等缓解 CFS 患者症状；药物治疗主要用抗病毒药、免疫调节剂、抗抑郁药、镇静剂和 B 族维生素，免疫调节剂如 rintatolimod，是 TLR3 激动剂，可诱导 I 型干扰素（IFN）的分泌，提高患者的运动耐力，同时减轻患者对其他用于缓解 CFS 症状药物的依赖性[14]；大量的临床试验表明中医药、针灸、推拿、埋线、针刺（或与耳穴、拔罐结合）、灸法（如热敏灸、艾灸、温和灸）等方法也可有效改善 CFS 患者的症状。此外，饮食治疗、戒烟禁酒、保证充足的睡眠也是干预措施之一。

（五）血脂异常防治策略

1. 诊断标准

脂肪代谢或运转出现异常而使血浆中一种或多种脂质高于正常值称为血脂异常。根据血清总胆固醇、三酰甘油（甘油三酯）和高密度脂蛋白-胆固醇的测定结果，高脂血症分为以下四种类型。

（1）高胆固醇血症　血清总胆固醇含量增高，超过 5.2 毫摩尔/升，而甘油三酯含量正常，即甘油三酯＜1.70 毫摩尔/升。

（2）高甘油三酯血症　血清甘油三酯含量增高，超过 1.70 毫摩尔/升，而总胆固醇含量正常，即总胆固醇＜5.2 毫摩尔/升。

（3）混合型高脂血症　血清总胆固醇和甘油三酯含量均增高，即总胆固醇超过 5.2 毫摩尔/升，甘油三酯超过 1.70 毫摩尔/升。

（4）低高密度脂蛋白血症　血清高密度脂蛋白-胆固醇（HDL-C）含量降低，＜0.91 毫摩尔/升。

2. 干预措施

高脂血症的主要危害是导致动脉粥样硬化，进而导致众多的相关疾病，其中最常见的一种致命性疾病就是冠心病。严重乳糜微粒血症可导致急性胰腺炎，是另一致命性疾病。此外，高脂血症也是促进高血压、糖耐量异常、糖尿病的一个重要危险因素。高脂血症还可导致脂肪肝、肝硬化、胆石症、胰腺炎、眼底出血、失明、周围血管疾病、跛行、高尿酸血症。有些原发性和家族性高脂血症患者还可出现腱状、结节状、掌平面及眼睑周围黄色瘤、青年角膜弓等。

高脂血症患者饮食应保持低热量、低胆固醇、低脂肪、低糖和高纤维，食盐摄入量少于 6 克/天。宜适量运动，有肥胖、家族史、精神高度紧张等高危人群应定期（一般是每年 1 次）检查。调脂治疗的目的在于预防高血压、脑卒中等。中药丹参、山楂、泽泻、何首乌、决明子、黄精、蒲黄、荷叶、银杏叶等有降脂作用。

（六）冠心病防治策略

1. 冠心病与治疗措施

冠心病是一大类疾病总称，包括心肌缺血、心肌梗死等。其治疗包括三大方面：一是药物治疗；二是支架植入；三是外科搭桥。无论是外科搭桥还是内科支架植入，均以药物治疗为基本治疗措施。

2. 干预措施

冠心病患者体质不同于常人，在作息、饮食、运动等方方面面都有一些需要注意的地方。

（1）定期体检 有心血管疾病史、心血管疾病家族史、肥胖等心血管病高危人群应该每年进行体检，患有心血管疾病的人群要密切监测自身健康状况并建立健康档案，以防止病情突然恶化。

（2）生活方式干预配合药物治疗 治疗方案中，生活方式改变是基础，药物使用是手段。阿司匹林、血管紧张素转换酶抑制剂或血管紧张素 Ⅱ 受体阻滞剂是冠心病患者需要长期服用的两类药物，在用药过程中，医生会根据患者身体状况和疾病发展阶段给出个性化用药方案。

（3）低热量、低胆固醇、低脂肪、低糖、高纤维饮食　大多数慢性疾病都有饮食习惯的干预，但需要注意的一点是，除了特别指出的饮食禁忌外，只有合理的饮食结构和丰富的饮食种类才能满足机体的不同需求。心血管疾病患者饮食有三大禁忌：一是单糖含量高的食物；二是高胆固醇食物；三是冷饮，尤其是身体在高温状态下进食冷饮会导致扩张的血管收缩而使血压飙升，诱发心绞痛、心梗等。除此之外，肥胖作为心血管疾病的重要危险因素，提示心血管疾病患者在日常生活中要注意控制体重。

（4）控制食盐的摄入量　高盐和低盐饮食都会增加心血管疾病患病风险，日常饮食食盐摄入量以每天3～6克为宜。按一天6克盐算，一个三口之家一袋500克规格的盐以27天左右用完为宜。

（5）不吸烟、少饮或不饮酒　目前有大量科学研究和临床数据证明吸烟对呼吸系统、心血管系统、生殖系统等有严重的危害，吸烟者从戒烟15分钟开始各项生理功能的参数就明显好转。饮酒或酗酒会增加房颤、心肌梗死、充血性心力衰竭的风险。对肝脏、胃肠道等消化系统也有不利影响。

（6）适当运动　根据患病严重程度和身体素质的不同，对不同患者的运动强度有不同的建议。

（七）脑卒中防治策略

1. 脑卒中定义

脑卒中是以突然晕倒、不省人事，伴口眼㖞斜、语言不利、半身不遂为临床主症的疾病。因发病急骤，症见多端，病情变化迅速，与风之善行数变特点相似而俗称"中风"。西医学的急性脑血管病，如脑梗死、脑出血、脑栓塞、蛛网膜下腔出血等属本病范畴。

西医学将本病分为出血性和缺血性两类。高血压、动脉硬化、脑血管畸形、脑动脉瘤常可导致出血性脑卒中；风湿性心脏病、心房颤动、细菌性心内膜炎等常形成缺血性脑卒中。另外高血糖、高血脂、血液流变学改变以及情绪剧烈波动等与之密切相关，头颅CT、磁共振检查可确诊。

2. 干预措施

高血压是脑卒中最危险的因素，坚持长期服药并观察血压变化情况是重要干预措施。控制并减少短暂性脑血管缺血发作，如一过性偏肢麻木、无力或眩晕、复视、吞咽困难、走路不稳等症状是预防脑卒中的关键环节，日常生活中需高度重视，一旦发现应立即抓紧予以系统治疗。重视脑卒中的先兆征象，如出现头晕、头痛、肢体麻木、昏沉嗜睡、性格反常时就应采取积极措施。消除脑卒中的诱发因素，如情绪波动、过度疲劳、用力过猛等应自我控制和避免。及时治疗可以引起脑卒中的疾病，如动脉硬化、糖尿病、冠心病、高脂血症、高黏滞血症、肥胖症、颈椎病等。控制合理的饮食结构，以低脂、低盐、低胆固醇为宜，多吃豆制品、蔬菜和水果，忌烟、酒。定期有针对性地检查血糖和血脂，坚持体育锻炼。

（八）慢性支气管炎防治策略

1. 诊断标准

慢性支气管炎简称慢支，是指气管、支气管黏膜及其周围组织的非特异性炎症，主要表现为咳嗽、咳痰或伴喘息，每年发作持续3个月，连续2年或以上。慢性支气管炎咳嗽、咳痰、喘息症状虽不典型但可从症状持续时间进行确诊。引起慢性支气管炎的因素主要包括吸烟、大气污染、感染、过敏等。

2. 干预措施

慢性支气管炎的致病原因尚不完全清楚，但吸烟、感染、职业粉尘接触以及空气污染是高度怀疑的病因。治疗以控制感染、镇咳祛痰、平喘为原则。日常应注意休息、保持周围良好的环境，经常变换体位，多饮水和补充维生素。饮食以高蛋白、高热量、高维生素、易消化和低脂饮食为宜。

（九）肥胖症的防治策略

1. 诊断标准

人体脂肪储存量显著超过正常人的一般平均量即称为肥胖。通常以体重超过正常标准的 10% 为过重，超过 20% 即为肥胖。理想的体重计算方法是：

成年人（女性）：体重(千克)＝[身高(厘米)－100]×0.9

或者：成年人（女性）：体重(千克)＝身高(厘米)－100

成年人（男性）：体重(千克)＝身高(厘米)－105

也可以采用体质指数判断：体质指数＝体重(千克)/身高^2(米^2)

理想体质指数为 18.5～22.9 千克/米^2，23～24.9 千克/米^2 为过重，≥25 千克/米^2 为肥胖。其中超过理想体重 20%～30% 为轻度，超过理想体重 31%～50% 为中度，超过理想体重 50% 以上为重度。相反，如果体质指数没有达到 18 则属于体重过轻。体质指数太低也易使人对疾病的抵抗力降低。

2. 干预措施

肥胖的干预关键在于两点：饮食的控制与运动的平衡。肥胖不等于营养过剩，但热量过高同时因运动过少导致热量消耗不足是主要原因。此外肥胖往往是多种病证的组合，易合并高脂血症和增加高血压病、冠心病的发生率，干预措施应结合这些合并症予以综合考虑。

二、传染病的防治策略

（一）传染病知识简介

传染病是由各种致病性的病原体引起的一组具有传染性的常见病、多发病，可以迅速传播造成流行。

二十世纪以前，各类传染病一直是威胁人类健康的主要疾病。随着抗生素、化学药物、疫苗的广泛使用，急性传染病的发生和流行得到了有效控制。但二十世纪以后，新的传染病却不断出现，2003 年 SARS 的暴发，在短短几个月蔓延到我国 25 个省、市、自治区。获得性免疫缺陷综合征在全球有蔓延之势，至今尚无特效治疗药物。传染病的危害不仅影响到个人的健康和生命，也深刻地影响着人类的社会生活。

传染病有三个最基本的共同特征：一是有病原体；二是有易感人群；三是有特定的传播途径和传播机制。

1. 病原体

病原体是指能造成机体致病的寄生虫和微生物的统称，其中微生物占绝大多数，包括细菌、病毒、立克次体、支原体、衣原体、真菌等。病原体广泛存在于自然界中，有些寄生于人体中，有些在自然界中存在。病原体可能为正常的菌群也可能会致病，如肠道菌群是正常菌群。但如果机体遭到病原体侵袭、毒力较强，且免疫力低下时就可导致机体感染，如细菌感染、病毒感染、真菌感染等。可根据痰培养、血培养以及体液培养，得出病原体的种类，从而根据结果进行相应治疗。

2. 易感人群

对某种传染病缺乏特异性免疫力的人群为易感者，他们都对该病原体具有易感性，当易感者在某一特定人群中的比例达到一定水平，且又有传染源和合适的传播途径时，则很容易发生该传染病的流行。某些病后免疫力很固定的传染病，例如麻疹、水痘、乙型脑炎，经过一次流行之后会抑制几年，当易感者比例再次上升到一定水平时，才会发生另一次流行，这种现象称为传染病流行的周期性。

3. 传播途径

传播途径是病原体从传染源排出体外，经过一定的传播方式，到达与侵入新的易感者的过程。

传播途径分为水平传播、垂直传播。其中以空气、水、土壤、节肢动物为媒介以及医源性传播都属于水平传播。垂直传播则是由母子在妊娠期发生的母传子的途径。

（1）经空气传播　经空气传播是呼吸系统传染病的主要传播方式，包括飞沫传播、飞沫核传播和尘埃传播三种传播途径。

含有大量病原体的飞沫在患者呼气、打喷嚏、咳嗽时经口鼻排入环境，大的飞沫迅速降落到地面，带毒飞沫在空气里短暂停留，局限于传染源周围。因此，经飞沫传播只能累及传染源周围的密切接触者。此种传播在一些拥挤的公共场所如车站、学校、临时工棚、监狱等较易发生。对环境抵抗力较弱的流感病毒、脑膜炎双球菌、百日咳杆菌等常经此方式传播。

飞沫核是飞沫在空气中失去水分后由剩下的蛋白质和病原体所组成。飞沫核可以气溶胶的形式飘浮到远处，在空气中存留的时间较长，一些耐干燥的病原体如白喉杆菌、结核杆菌等可以此方式传播。

含有病原体的较大的飞沫或分泌物落地面，干燥后形成尘埃，易感者吸入后即可感染。凡对外界抵抗力强的病原体，如结核杆菌和炭疽杆菌芽孢，均可以此种方式传播。

空气传播的发生取决于多种条件，其中人口密度、卫生条件、易感者在人群中的比例等因素起决定性作用。

经空气传播传染病传播广泛，发病率高，冬春季节高发，且少年儿童多见。在未经免疫预防的人群中，发病呈周期性。

居住拥挤和人口密度大的地区高发。

（2）经水传播　经水传播包括经饮用水传播和接触疫水传播两种方式，一般肠道传染病经此途径传播。水源被污染的情况可由自来水管网破损、污水渗入所致，也可因粪便、污物污染水源所致。许多肠道传染病，若干人畜共患疾病以及某些寄生虫病均可经水传播。

因饮水被污染而引起疾病的水型流行早年十分猖獗，随着城市公共供水系统建立及水质的卫生管理，因饮水被污染而引起传染病暴发在城市已很少见，但在广大农村仍是一个重要问题。经饮水传播疾病历史上已有多次记载，如1854年英国伦敦发生的霍乱流行。流行强度取决于污染水源类型、供水范围、水受污染的强度和频度、病原体在水中的抵抗力、饮水卫生管理等。

经饮水传播的传染病，病例分布与供水范围一致，有饮用同一水源史；除哺乳婴儿外，无职业、年龄、性别的差异；停用被污染的水或水经净化后，暴发或流行即可平息；如水源经常受污染，则病例不断。

（3）经疫水传播　当人们接触疫水时可经皮肤或黏膜感染，如血吸虫病、钩端螺旋体病等。其危险性取决于人体接触疫水的面积大小、次数及接触时间的长短。经接触疫水传播传染病的患者有接触疫水史，发病有地区、季节、职业分布特点；大量易感人群进入疫区，可引起暴发或流行；加强个人防护、对疫水采取措施等可控制疾病发生。

（4）经食物传播　经食物传播的主要为肠道传染病、某些寄生虫病、少数呼吸系统疾病。当食物本身含有病原体或受病原体污染时，可引起传染病的传播。经食物传播可分两类，一是食物本身含有病原体，如感染绦虫的牛、猪，患炭疽的牛、羊，其肉类含有病原体。患结核病的乳牛所分泌的乳汁可含有结核杆菌。感染沙门菌家畜的肉及家禽的蛋可含有沙门菌。当人们食用后则可被感染。二是食物在各种条件下被病原体污染，如食物在生产、加工、运输、储存与销售的各个环节均可被污染。水果、蔬菜等只是机械地携带病原体，其数量不再增多。在另一些食品，如牛奶、肉馅等，在适宜的温度下病原体可大量繁殖，人们食用后可感染而发病。

经食物传播传染病患者有食用某种污染食品史，不进食者不发病；患者潜伏期短，一次大量污染可致暴发流行；多发生于夏秋季，一般不形成慢性流行；停止供应污染食品，暴发或流行即可平息。

（5）接触传播　接触传播分为直接接触传播和间接接触传播两种。直接接触传播指在没有任何外界因素参与下，传染源与易感者直接接触而引起疾病的传播，例如性病、狂犬病等；间接接触传播指易感者因接触被传染源排泄物或分泌物所污染的日常生活用品，如毛巾、餐具、门把手、电话柄等所造成的传播，这种传播方式又称为日常生活接触传播。多种肠道传染病、某些呼吸道传染病、人畜共患病、皮肤传染病等均可经此途径传播。被污染的手在间接接触传播中起特别重要的作用。

间接接触传播的流行病学意义，与病原体在外环境中的抵抗力、日常消毒制度是否完善、人们的卫生知识水平及卫生习惯等有关。

经接触传播传染病一般很少造成流行，病例多呈散发，但可形成家庭或同室内成员间的传播；流行过程缓慢，无明显的季节性；在卫生条件差、卫生习惯不良的情况下病例较多；加强对传染源的管理及严格消毒制度后，可减少病例发生。

（6）经节肢动物传播　经节肢动物传播亦称虫媒传播，是以节肢动物作为传播媒介而造成的感染，包括机械携带和生物性传播两种方式。作为传染病传播媒介的节肢动物甚多，有昆虫纲的蚊、蝇、蚤、虱，蜘蛛纲的蜱和螨等。

机械携带传播：节肢动物接触或吞食病原体后，病原体在它的体表或体内均不繁殖，一般能存活 2～5 天。当它们再次觅食时，通过接触、反吐或随同它们的粪便将病原体排出体外而污染食品等，当人们食用这类食品后被感染。例如苍蝇能通过这种方式传播伤寒、细菌性痢疾等肠道传染病。

生物性传播：吸血节肢动物叮咬处于菌血症、立克次体血症或病毒血症时的宿主，使病原体随着宿主的血液进入节肢动物的肠腔，使肠细胞或其他器官造成感染，病原体在节肢动物体内进行繁殖，然后再通过节肢动物的唾液、呕吐物或粪便进入易感机体。病原体在吸血节肢动物体内增殖或完成生活周期中某些阶段后始具有传染性，其所需要时间称外潜伏期。外潜伏期长短常受气温等自然因素的影响。

经吸血节肢动物传播的疾病较多，例如鼠疫、斑疹伤寒、疟疾、绦虫病等，还包括 200 种以上的虫媒病毒性疾病。

经节肢动物传播的传染病的特点：①地区性，即病例分布与传播该病的媒介（昆虫）的分布一致。②季节性，即发病率升高与节肢动物的活动季节相一致。③某些传染病具有职业特点，如森林脑炎多见于伐木工人及野外作业的工人。④发病有年龄特点，如老疫区病例多见于儿童，新疫区病例无年龄差异。⑤人与人之间一般不直接传播。

（7）经土壤传播　经土壤传播是指易感人群通过各种方式接触了被病原体污染的土壤所致的传播。经土壤传播的疾病，主要是一些肠道寄生虫病及能形成芽孢的细菌所致感染。土壤可因种种原因而被污染，传染源的排泄物或分泌物以直接或间接方式使土壤污染。因传染病死亡的人、畜尸体，由于埋葬不妥而污染土壤。有些肠道寄生虫病的生活史中有一段时间必须在土壤中发育至一定阶段才能感染人，例如蛔虫卵、钩虫卵等。某些细菌的芽孢可在土壤中长期生存，例如破伤风杆菌、炭疽杆菌等。这些被污染的土壤经过破损的皮肤使人们被感染。

经土壤传播的流行病学意义，取决于病原体在土壤中的存活时间、人与土壤接触的机会与频度、个人卫生习惯和劳动条件等。

（8）垂直传播　垂直传播指病原体通过母体传给子代的传播，或称母婴传播。一般包括经胎盘传播、上行性传播和分娩引起的传播三种形式。

经胎盘传播指受感染孕妇体内的病原体可经胎盘血液使胎儿在宫内被感染，但并非所有感染的孕妇均可引起胎儿感染。能使胎儿感染的病毒有风疹病毒、水痘病毒、麻疹病毒、肝炎病毒、脊髓灰质炎病毒、柯萨奇 B 族病毒、腮腺炎及巨细胞病毒等。

上行性传播指病原体经孕妇阴道通过宫颈口到达绒毛膜或胎盘引起胎儿宫内感染，例如葡萄球菌、链球菌、大肠杆菌、白色念珠菌等。

分娩时引起传播指胎儿从无菌的羊膜腔内产出而暴露于母亲严重污染的产道内，胎儿的皮肤、黏膜、呼吸道、肠道均可遭受病原体感染，例如淋球菌、疱疹病毒等。

(9) 医源性传播 医源性传播是指在医疗及预防工作中，由于未能严格执行规章制度和操作规程，人为地引起某种传染病传播。一般分两类：一是易感者在接受治疗、预防及各种检测试验时，由污染的器械、针筒、针头、导尿管等而感染某些传染病；二是生物制品单位或药厂生产的生物制品或药品受污染而引起疾病传播。

各种传染病流行时其传播途径是十分复杂的，一种传染病可同时通过几种途径传播。例如细菌性痢疾可经水、食物、节肢动物及接触等多种途径传播。因此当某种传染病在人群中蔓延时，必须进行深入的流行病学调查才能了解其真正的传播途径，从而采取有针对性防制措施。

4. 传播机制

病原体在长期演化过程中不但适应在机体的一定部位发育、繁殖，并且也适应在宿主机体外的自然条件下暂时存活，尔后再侵入一个新宿主，循此世代绵延，以维持病原体作为一个生物种的存在。此种更换宿主的过程，在流行病学中称为传播机制。各种传染病的传播机制可分为三个阶段。

(1) 病原体自宿主机体排出 传播机制的第一阶段与病原体在宿主体内定位有关。例如，痢疾及霍乱的病原体是经口进入体内而定位于肠道，之后，经过繁殖，病原体从定位处随粪便排出。

(2) 病原体停留在外界环境中 传播机制的第二阶段是第一阶段的继续，它直接受第一阶段的制约，间接受病原体在体内定位的影响。例如，痢疾及霍乱的病原体均定位于肠道，它们都随粪便排出体外，但霍乱弧菌在小肠黏膜寄生，痢疾杆菌在大肠黏膜上寄生，由于定位的细微差别，两种病原体被排出的频率及随同的排泄物性质又有不同。

（3）病原体侵入新的易感宿主体内　病原体更换宿主的过程中，在外界环境下所经历的途径，称为传播途径。在普遍推行人工主动免疫的情况下，可把某种传染病的易感者水平始终保持很低，从而阻止其流行周期性的发生，有些传染病还有可能通过全民长期接种疫苗被消灭，例如天花、脊髓灰质炎、乙型脑炎和麻疹等。

（二）传染病的防治策略

1. 传染病的分类管理

1989 年，我国公布实施《中华人民共和国传染病防治法》，对传染病实施分级、分类管理。甲类传染病是指鼠疫、霍乱。乙类传染病是指传染性非典型肺炎、获得性免疫缺陷综合征（艾滋病）、病毒性肝炎、脊髓灰质炎、人感染高致病性禽流感、麻疹、流行性出血热、狂犬病、流行性乙型脑炎、登革热、炭疽、细菌性和阿米巴性痢疾、肺结核、伤寒和副伤寒、流行性脑脊髓膜炎、百日咳、白喉、新生儿破伤风、猩红热、布鲁菌病、淋病、梅毒、钩端螺旋体病、血吸虫病、疟疾。丙类传染病是指流行性感冒、流行性腮腺炎、风疹、急性出血性结膜炎、麻风病、流行性和地方性斑疹伤寒、黑热病、包虫病、丝虫病，除霍乱、细菌性和阿米巴性痢疾、伤寒和副伤寒以外的感染性腹泻病。

上述规定以外的其他传染病，根据其暴发、流行情况和危害程度，需要列入乙类、丙类传染病的，由国务院卫生行政部门决定并予以公布。对乙类传染病中传染性非典型肺炎、炭疽中的肺炭疽和人感染高致病性禽流感，采取本法所称甲类传染病的预防、控制措施。其他乙类传染病和突发原因不明的传染病需要采取本法所称甲类传染病的预防、控制措施的，由国务院卫生行政部门及时报经国务院批准后予以公布、实施。

2. 传染病的分级管理

2006 年 2 月颁布实施的《国家突发公共卫生事件应急预案》，根据突发公共卫生事件性质、危害程度、涉及范围，将突发公共卫生事件分为特别重大（Ⅰ级）、重大（Ⅱ级）、较大（Ⅲ级）和一般（Ⅳ级）四级。特别重大突发公共卫生事件主要包括：肺鼠疫、肺炭疽在大、中城市发生并有扩散趋势，或肺鼠疫、肺炭疽疫情波及2 个以上的省份，并有进一步扩散趋势；发生传染性非典型肺炎、人感染高致病性禽流感病例，并有扩散趋势；涉及多个省份的群体性不明原因疾病，并有扩散趋势；发生新传染病或我国尚未发现的传染病发生或传入，并有扩散趋势，或发现我国已消灭的传染病重新流行；发生烈性病菌株、毒株、致病因子等丢失事件；周边以及与我国通航的国家和地区发生特大传染病疫情，并出现输入性病例，严重危及我国公共卫生安全的事件；国务院卫生行政部门认定的其他特别重大突发公共卫生事件。

3. 传染病的计划免疫

计划免疫是根据某些特定传染病的疫情监测和人群免疫状况分析，按照规定的免疫程序，有计划、有组织地利用疫苗进行免疫接种，以提高人群的免疫水平，达到预防、控制乃至最终消灭相应传染病的目的。有效的疫苗和疫苗的计划接种，已成功地消灭了曾经是人类头号杀手的天花；全球无脊髓灰质炎行动的最重要手段，就是强化脊髓灰质炎口服疫苗的免疫。我国自新中国成立后，在全国范围内开展了大规模的牛痘、鼠疫、霍乱等疫苗的接种。20 世纪

70 年代中期，我国制定了《全国计划免疫工作条例》，在全国范围内开始实行计划免疫，使得绝大多数疫苗针对的传染病得到了有效控制。其主要内容是"五苗防七病"。五苗是卡介苗、脊灰疫苗、百白破三联疫苗、麻疹疫苗和乙肝疫苗，七病主要是结核病、脊髓灰质炎、百日咳、白喉、破伤风、麻疹和乙型肝炎。2007 年国家扩大了计划免疫免费提供的疫苗种类，在原有的"五苗七病"基础上增加到 15 种传染病。新增了甲型肝炎疫苗、乙脑疫苗、流脑多糖疫苗、风疹疫苗、腮腺炎疫苗、流行性出血热疫苗和炭疽疫苗等。

4. 未病时的自我防护

发生传染病流行时，对于尚未感染的人员要从以下几个方面进行自我防护。

（1）日常生活中的预防常规　个人预防传染病需要做到以下几点：养成良好的卫生习惯，提高自我防病能力；加强体育锻炼，多跑步、多打球，或者是进行其他运动，来增强对传染病的抵抗力；按规定，或者是听从医生建议，定时进行预防接种，从而提高免疫力，减免传染病伤害；搞好居家和工作环境的卫生，消灭传播疾病的蚊、蝇、鼠、蟑螂等害虫，角落和隐蔽处要多加以打扫和消除；养成勤洗手、吃熟食、勤开窗通风和勤晒衣被等习惯，不喝生水；发现传染病患者及早报告和诊断，立即隔离和送院治疗，防止交叉感染造成更大的危害；若和已知传染病患者接触或者是短暂生活，传染病患者接触过的用品和居室均要进行严格消毒，从根本上减弱传染病的威胁。

（2）疫情发生期间的专项防护　疫情发生期间，需要根据疫情流行特性，有针对性地采取个人防护措施。听从专家的意见，遵照政府颁布的防控指南安排日常生活和个人的卫生安全防护与环境消毒；加强锻炼提高自身抵抗力，合理安排好个人、家庭的日常生活，尽可能减少或避免到疫区或与患者的接触，以降低感染的风险；主动、积极地开展自我心理调适，避免不必要的恐慌，科学、沉着应对疫情。

5. 传染病的处置

传染病干预处置的基本原则是及时就医、提高治疗的依从性、预防传染。

（1）及时就医　各类传染病有不同的临床特征，一旦发病可能伴随各种紧急的、严重的并发症而危及生命，不及时控制，就有死亡的风险。

（2）提高依从性　提高依从性有两个方面的积极意义。一是保证药物治疗能够切实有效。抗感染是临床传染病干预的常规手段，而决定有效性的关键性因素是血药浓度必须达到有效血药浓度，并在有效浓度范围内持续足够时间。不考虑个体差异影响的情况下，用药的时间、剂量、方法和间隔频率、持续用药的周期长短等都是治疗方案的核心内容。如果不按规定的方案执行，极有可能导致本应有效的方案变成无效。二是防止耐药性的产生。耐药性是指病原体在各种条件下，对抗生素产生了抵抗力，从而导致抗生素对病原体的抑制或杀灭作用越来越低，甚至失去抑制或杀灭作用。耐药性是人类与传染病抗争中所面临的新难题。研究表明，耐药性的产生最直接的原因就是抗生素的滥用，如无根据地减少或增加抗生素用量，无指征地使用抗生素，过多使用广谱抗生素，潜伏期或潜伏后期患者自行停药或反复停药又反复重新使用同一种抗生素，持续使用抗生素的周期过短或过长等。

（3）预防传染　隔离是预防传染病的最有效措施。不同传染病因传播的途径、传播机制、传播速度不同，因而隔离的方法和程度、隔离时间也有差别。2020 年全国总动员，采取统一的、覆盖全国全民的隔离措施防控新冠肺炎，形成了被世界各国专家、政府官员高度赞赏，随之在世界各地广泛应用推广的中国经验，也给普通民众诸多启示，让人们认识到，除了未感染的健康人有责任自我防护以外，传染病患者也应有公德心并承担社会责任，在已知患病的情况下，应自觉规范个人行为和采取有效的预防措施，防止疾病的传播，包括对防护用品如口罩、防护服、生活用具等物品的妥善消毒与处理。故意隐瞒病情和不执行规定的隔离措施，不仅仅是道德问题，严重的还要追究当事人的法律责任。

第五节　树立正确的疾病观

疾病观是人认识疾病及所采取的防治理念。正确的疾病观是基于疾病的发展规律，有目标、有选择地采取干预措施以促进疾病转归的态度、行为方式的组合。疾病观影响着人们对疾病这种状态的看法和处置的态度，是个人层面实施疾病管理的理念、行为方式的集中体现。

无论中医、西医，人类对疾病的认识无论是认识的角度还是疾病发生与发展的规律都更加的全面和深刻，并建立了生物-心理-社会医学模式。但就广大民众而言，对疾病的认识仍不够充分，也不够全面，甚至可能还有一些误区。由于对疾病的认识有失偏颇，疾病不发生时掉以轻心，疾病发生时手忙脚乱、无所适从的现象仍然很多。因此有必要建立正确的疾病观，养成良好的行为习惯，既能有意识地、有效地预防疾病，当疾病发生时也能从容、恰当地处置疾病，并且能够对医务人员的诊疗服务行为和质量予以基本的、公允的判断，正确地、准确地维护自己的合法权益，减少和避免医患纠纷，维护社会的稳定。

一、疾病具有两面性

在人的一生中是不可能完全没有疾病的。对待疾病的方式取决于对疾病的认识，以"驼鸟"式回避，或者对未病、微病状态的忽视，抑或是小病则如临深渊惊恐万状，甚至手足无措，都是不可取的。在中外传统文化及宗教文化中，有很多对疾病的认知和观点，应学会从这些文化中去其糟粕、汲取精华，形成个人的疾病观。

（一）疾病是一种不正常的状态

这种以疾病为身体之"异"的思维起点，在于人们对身体"健康"或身体之"常"的预设。《黄帝内经》在讨论各种"疾病"理论的第一篇《上古天真论》中，首先谈到的，正是某种"健康人"的形象，"春秋皆度百岁，而动作不衰"。这种"健康人"的形象就是《黄帝内经》中所赞美和宣扬的身体之"常"。

"疾病"在现代西方医学的定义下，同样离不开对于"健康"或者"常"的设定。苏珊·桑塔格曾经幽默地指出："疾病是生命的阴面，是一种更麻烦的公民身份。每个降临世间的人都拥有双重公民身份，其一属于健康王国，另一则属于疾病王国。尽管我们都只乐于使用健康王国的护照，但或迟或早，至少会有那么一段时间，我们每个人都被迫承认我们也是另一王国的公民"[15] "现代医学对人体的各种生物参数（包括智能）都进行了测量，其数值大体上服从统计学中的常态分布规律，即可以计算出一个均值和95%健康个体的所在范围。习惯上称这个范围为'正常'，超出这个范围，过高或过低，便是'不正常'，疾病便属于不正常的范围"。

"身体如金币，健康是一面，疾病是另一面"。作为"常"的

"健康"的出现，必然造成"疾病"被认定为身体之"异"。是一种除"死亡"外相对于"健康"状态（身体的正常状态）的所有异类（身体的异常）现象的集合。

这种以疾病为身体之"异"的认识，在中西方病理学说中也有所反映。《黄帝内经》认为，疾病的产生，本质上就在于"阴阳"的紊乱，原有"常"的状态被打破。"阴阳……不和，若春无秋，若冬无夏……阴阳离决，精气乃绝。"这种无序与混乱，如同反常的物候一样，是异常的。从现代西方医学病理学说的角度看，疾病成因，同样是由于身体的"常"态被打破。例如关于"酒精成瘾"症的认定，在《我们为什么生病》一书中，"酒精成瘾"被归为"文明病"一类，其成因既在于环境，又在于多种可能导致成瘾的基因，认可基因的"异常"是重要原因。以疾病为异的认识会激发人们竭力使"异"恢复为"常"的动机，常导致各种复"常"的措施相互矛盾，令人无所适从。

（二）疾病会给人带来痛苦

罹患疾病所带来的痛苦，一方面是身体的痛苦，另一方面是疾病带给人的精神折磨。王充在《论衡》中说："夫死，病之甚者也，病，死之征。"疾病与死亡，往往被自然地联系在一起。正如《黄帝内经》中所说："人之情，莫不恶死而乐生。"

疾病给人身心带来的痛苦，每一个人都有不同程度的感知和感受。疾病的"苦"源于疾病对机体造成的损伤，所以对患者而言需正视疾病的苦，旁人则应站在患者的立场感受、体恤患者的苦。有时医务人员因为职业，临床上的生生死死见多了，面对患者时理性有余而关怀不足。凯文·威廉姆斯医生就讲过他自己的亲身经历：

下午 5:30。现在我知道躺在手术台上是什么感觉了。我是一名外科医生，腹部刚做了紧急手术。他们说我会好的，但躺在冰冷的手术室里，我感到燥热，浑身发抖，一生都好像没这么痛过。我明白了我的患者眼中那些忧虑和些许害怕，还有为什么他们中间有的人会想不通地伸出手来握住我的手。然而，陌生人触摸我或是我触摸陌生人总让我感到很不舒服。只有患者在熟睡时，我才能专心地对付一根骨头或一根血管，全神贯注地做手术而不必在意那个人。触摸患者是每天例行的公事之一，我按照在学校里学的那样：职业性的，不带任何感情色彩，动作尽量短而明确。现在我感受到的就是这种触摸。

晚上 7:20。他们熟练地护理着我，每个人都有板有眼，都很有效率。有多少次都是我站在患者的床边，下巴剃得光光的，洗得干干净净，处在自在控制的地位，命令别人而不是接受命令，向下看而不是向上看。但是今晚，在这间充斥着消毒液气味的柠檬黄色的病房里，我不是医生，只是一个普通人：我结婚了，有 3 个孩子，平时打网球，最喜欢的季节是秋天。以前疼痛从来不是我的伴侣，现在我生活的目标是不靠别人给自己洗澡。我害怕了，对别人护理自己感到厌倦。

深夜 2:15。另外一间阴暗的病房浮现在我的脑海中：那时我年轻，是住院部的医生，面对着我第一个濒临死亡的患者。她瘦成一把骨头，面色苍白，神志不清。让我印象最深的是，她轻轻地叫喊着，持续不断，伴着抢救器械的声音。那晚我做了医生该做的一切，但没有用。

早晨 6:20。在过去黑暗中的那几个小时，他们不停地拨动我、检查我。现在来的是早班护士，她上了岁数，长得像棵可爱的圆白菜。她拉开窗帘，给我换床单，检查我的脉搏，一步步做完自己的工作后，向门口走去。然后，她转过身来，走到水槽边，蘸湿一条干净的毛巾，轻轻地擦我没刮过的脸，说"这一定很难熬。"泪水涌上了我这个一向漠然、克制的医生的眼睛。她竟停下来体会我的感受，用那么一句准确而又简单的话来分担我的痛苦——"这一定很难熬。"她并不是仅仅检查脉搏或是换换床单，她真正抚摸了我。有那么一刻，她的手变成上帝之手。"你对我微不足道的兄弟所做的，即是对我所做。"当我下定决心以后不是去"触摸"一个躯体，而是去"抚摸"一个人的时候，《圣经》上的这句话在我耳边响起……

凯文·威廉姆斯医生的故事，讲述了作为医生的角色和作为患者的角色，对疾病的认识和心理体验上的巨大反差。对疾病所带来的痛苦，每个人都或多或少，或轻或重地有所体验。如果不是心理上的特殊需求，相信没有人会希望得病。

人不可能生活在"真空"中，任何一个人在社会环境中都必然受到各种因素的影响，同时也影响着整个社会环境。由于在生活中疾病难以避免，所以每个人都应该学会与疾病"和平共处"，特别是患慢性病的患者，更需要加强个人行为的自律，自觉对自身病症实施管理，从而有效地减轻疾病恶化的程度、延缓疾病恶化的速度，使疾病不至于对个人、家庭、社会带来更加沉重的痛苦和负担。

（三）生病也不完全是坏事

在生病的状态下，人体功能会产生各种生理病理反应，适度的刺激能够激发和锻炼机体的防御系统，使之抵抗疾病的能力提升。有人对孩子发热过于紧张，经常急着去医院要求医生输液退热，但实际上短时间的低热对孩子的影响相对输液可能潜藏的风险相比会弱得多，多喝水或适当用湿毛巾冷敷额头就能有效减轻不适。只有出现突发性、持续的高热才需要予以高度重视，及时处理。

二、以积极的态度应对疾病

五月凡星讲过一个小故事：

我有一个学生真是有名的孝子，三十年前，他就跟我说他母亲有很多病，什么类风湿、心脏病、心肌炎等，不时还听说他母亲又住院了。我偶尔去他家探望时，见她母亲很虚弱，说话也很小声，有气无力甚至是奄奄一息的样子。他不断地寻找各种所谓的秘方、验方，自己亲自炮制加工给母亲使用。我还亲自帮他炒过蚂蚁、泡过药酒、研过药末、搓过蜜丸……如今，三十年过去了，算起来他母亲如果还在，应该有八十多岁了吧。有一次偶遇到他问起他母亲的情况，他说："不错，还那样，药没断过。挺好！"

我惊叹，这位确实罹患多种疾病、弱不禁风的母亲，竟然与疾病相伴了三十年！这难道不能让人从中悟到些什么？

以何种心态应对疾病，对其在诊疗中的行为有重要影响，同时也通过心理应激机制，影响机体的防御系统功能。

（一）要重视亚健康问题

对疾病的认识不仅要看病症还要看发展。以疾病为"常"的认识，有助于平和人们对待疾病的心态，也有可能强化人们对潜在疾病隐患的忽视。

有一个被同事称之为"铁人"的老师经常说："我好想得一次感冒，这样我就能休息了。"在她45～53岁的这个时间段，同事看她工作时"像打了鸡血似的"从来不知道疲倦——哪怕她的体形看上去略显瘦弱。其实她自己知道，自己上班时间是不会生病的，每年她发热的时间都是在"5.1"或者"10.1"长假期间，同事看不到，只要一开学，热就退了。对此她既无奈也不在意，仍然热情地上班、加班……直到有一天早晨，家里人说："你的脸色咋这么难看，又白又黄？"她翻出近几年的体检表对照才注意到其实在近几年，她的血色素每年都在以一定数值下降，只是她都没有在意，现在她贫血已达中度。这时她醒悟过来："难怪这段时间老觉得累，回家才上到2楼就必须歇一下呢！"

相信这位老师的经历提示人们需要学会用动态发展的眼光认识疾病。

1. 疾病的动态观

疾病的动态观包括两个方面的含义。一是认识疾病的过程是变化的、发展的。尽管已经有很多疾病在临床上可以得到有效控制，但随着人类社会的发展，还有可能出现新的、目前还不能准确阐释和不能有效控制的疾病。由于认知的局限，人类还有许多疾病未能得到准确、全面的认识，控制疾病的方法、手段也需要不断优化和完善，正视疾病的非健康、非正常状态，才能促进人们不断深入地研究疾病，最终控制或根除疾病。二是疾病本身也是动态的、发展的，病情永远在变化，要么好转，要么恶化。因临床经验的局限，医生还很难完全准确地预测所有已知疾病病情变化的时间和速度。因此，医生需要细致地观察以及时发现变化，患者也需要增强战胜疾病的信心，以积极行为、态度配合临床医生的治疗。

2. 亚健康状态是疾病向机体发出的"预警"

人体从健康状态发展到疾病状态有一定的过程性，这一发展过程有两个方面容易被忽视：一是对亚健康状态的识别，二是对疾病潜伏期的认知。

亚健康状态往往发展变化速度缓慢，通常没有明确指向的致病因素，没有呈现出显著的生理、生化指标变化，更多表现为人自我感觉的不适和精神上的紧张，往往因不适感比较轻微而被忽视，导致不良状态继续恶化发展终成疾病。潜伏期特指病因作用于机体到疾病最初症状出现前的一段时间，在此期间通常没有自感的明显不适，但从医学分类上已经处于疾病状态。潜伏期的长短是疾病的基本特性之一，不同疾病有不同的潜伏期，如果措施恰当可延长潜伏期，则致病因素仍然存在但人体并未发病，各项生理生化指标仍处于正常状态。

事实上，健康-亚健康-疾病-转归（或恶化）过程中，各个阶段的边界是不清晰的。每一过程的变化趋势在临床上可能并未能够完全阐释。健康素养的提升，有助于对自身状态细微变化的察觉，从而更能准确地采取干预措施，更加精准地引导和影响状态发展的方向，促进对健康的关爱与维护，对疾病准确认识，提高疾病防控的科学性及理性评价、选择干预措施的有效生和适用性。

（二）正确面对疾病

1. 预防疾病永远比治疗疾病更重要

名医扁鹊有一次去见蔡桓公。他在旁边立了一会儿对桓公说："你有病了，现在病还在皮肤的纹理之间，若不赶快医治，病情将会加重！"桓公听了笑着说："我没有病。"待扁鹊走了以后，桓公对人说："这些医生就喜欢医治没有病的人把这个当作自己的功劳。"

十天以后，扁鹊又去见桓公，说他的病已经发展到肌肉里，如果不治，还会加重。桓公不理睬他。扁鹊走了以后，桓公很不高兴。

再过了十天，扁鹊又去见桓公，说他的病已经转到肠胃里去了，再不从速医治，就会更加严重了。桓公仍旧不理睬他。

又过了十天，扁鹊去见桓公时，对他望了一望，回身就走。

桓公觉得很奇怪，于是派使者去问扁鹊。扁鹊对使者说："病在皮肤的纹理间是烫熨的力量所能达到的；病在肌肤是针石可以治疗的；在肠胃是火剂可以治愈的；病若是到了骨髓里，那是司命所掌管的事了，我也没有办法了。而今病已在骨髓，所以我不再请求了。"

五天以后，桓公浑身疼痛，赶忙派人去请扁鹊，扁鹊却早已经逃到秦国了。桓公不久就死了。

这就是成语"讳疾忌医"的故事，后来人们用这一成语比喻掩饰缺点和错误，不愿改正。

现代也有些人得了病却不愿意就诊，行动上也像蔡桓公一样地"拖、瞒、讳、忌"：一是拖，疾病没有发展到不能忍受的地步就"拖"着，使病情越来越重甚至发展到无法救治的程度；二是隐瞒，如在 2019 年新冠肺炎疫情发生期间，有的人隐瞒自己已经出现的发热症状和在疫情发生期间曾到过或经过疫区的情况，逃避强制隔离，导致疾病的传播；三是讳，如有些抑郁症患者在心理上不能正视疾病，害怕受到歧视而不愿意主动向心理医生寻求帮助；四是忌，有些患者因不适发生在私处，忌讳隐私而不愿意选择就医，只是自己胡乱找药吃。这些对待疾病的行为方式是非常危险的。患者应该对医生的职业道德保持足够的信任，无论是生理上的还是心理上的疾病，医生都是你战胜疾病的盟友。

《汉书·霍光传》里有一个故事：

有个客人，见到主人家的烟囱直而且灶旁边有柴草，建议主人把烟囱改成弯曲的，并把灶旁的柴草搬走，否则会有火灾隐患。主人没有采纳这个建议。一天主人家果然失火了，幸亏邻居合力相救才把火扑灭。于是主人杀牛买酒，宴请邻里以酬谢，并按救火的功劳大小安排座次，却没有请当初那个建议他改烟囱的人。所以有人说："如果你采纳了客人的建议，不用买肉、酒，就能消除火灾隐患。现在却论功宴请这些救火宾客，岂不是'曲突徙薪亡恩泽，焦头烂额为上客'吗？"于是主人才去请了那个给过他积极建议的人。

这就是曲突徙薪、焦头烂额两个成语的由来。以后人们把这种防患于未然的思想迁移到各个领域。如《霍光传》中记载："今茂陵徐生，数上书言霍氏且有变，宜防绝之。乡使弗说得行，则国无裂土出爵之费，臣无逆乱诛灭之败。往事既已，而福独不蒙其功，唯陛下察之，贵徙薪曲突之策，使居焦发灼烂之右。上乃赐福帛十匹，后以为郎。"

2. 不是所有的疾病都能治愈，医生不是万能的

尽管医学已经相当发达，但仍有不少疾病目前对其发生机制还不完全清楚；或者即使清楚发病机制，但还没有有效地干预措施，还没有有效的办法阻碍病情的发展。如阿尔茨海默病就是一种目前还没有有效治疗方法的疾病。

《忘不了的餐厅》是一档新综艺栏目，在第一期节目里，79 岁的退休教师蒲公英奶奶因为将菜单上的"06"写成了"09"而陷入深深的自责。她垂头坐在角落里，嘴角下撇，双手放在膝盖上，像做错事后面壁思过的小朋友，反复追问自己写错的原因。这位患阿尔茨海默病 10 年的老人，用她自己眼中并不"体面"的方式，为我们揭开了这种疾病的重要表征——遗忘。事实上，节目中的 5 位老人目前只处于阿尔茨海默病的初期，即轻度认知障碍阶段。阿尔茨海默病的患者，随着年龄的增长，其遗忘的程度与范围会持续发展，逐渐出现记忆障碍、失语、失用、失认、视空间技能损害、执行功能障碍及人格和行为的改变等症状。这种疾病鲜少有集中暴发

期，而是在与人类漫长的交手中考验着患者与家属的意志力。更加让人难以预估的是，生活能力的退化对阿尔茨海默病患者心灵的摧毁。这是被很多人忽视的残忍的一面——患者在清醒或是半清醒的状态下，目睹自己生而为人的尊严被一一剥夺。难怪有人说，如果得了阿尔茨海默病，变老就不是一件悲惨的事，那就像夏天，天黑得很慢……为了对抗阿尔茨海默病，这些可敬的老人以自己"不太体面"的方式向人们展示了疾病残酷的一面，以期唤醒人们对这种疾病的关注和对失智老人的关爱。

大量的临床资料表明，不是所有的疾病都是能治的，也不是所有能治的疾病都能治愈的！对于难以治愈以及当前医疗技术还不能治愈的疾病，医患双方都需要对疾病的转归报以恰当的期待，学会与疾病和平相处。

美国医生特鲁多的墓碑上有一句名言："有时是治愈，常常是安慰，总是去帮助"。医学的最大价值不是治愈疾病，而是安慰和帮助患者；医学不是技术的产物，而是情感的产物；行医不是一种交易，而是一种使命。医学的发展是给人类对疾病的防护提供了很多有效的方案。但在疾病发展进程的不同阶段，在各种内外因素的影响下，患者本人以及亲属的心态和行为方式有可能发生不同程度的扭曲。医患之间缺乏良好的沟通或沟通不当、医生自身医德和人文关怀水平不强、对患者尊重意识缺乏以及患者自身由于认知水平有限造成的对医疗效果期望值过高、不配合治疗等主观因素都会导致医患矛盾的不断产生和医患关系的急剧恶化。

3. 患者也不能逃避预防疾病的责任

引发疾病的因素是多方面的，健康责任的自我担当体现在四个方面：一是对自身健康的维护，包括健康知识的学习、健康行为习惯的养成及自我约束、健康预警信号的识别、致病因素的规避方法等；二是对公共健康体系的维护，包括珍惜和节约公共卫生资源、宣传和普及健康知识等；三是关爱自己、关爱他人、关爱患者，理解和宽容病者躯体的虚弱、行动的不便及心理、行为的异常，给予更多的鼓励、帮助和战胜疾病的信心等；四是以法律为依据，依法维护个人的医疗服务相关权益，不损害他人的健康权益等。

4. 正确理解疾病干预措施的双向性

患者选择就医时，除了原发性伤病，其心理和躯体功能均已有恙。如果原属性伤病持续或恶化到一定程度，还会带来继发性伤病。医生在处置原属性伤病时，受治疗双向性的影响，可能治愈原发性伤病的同时，带来风险和副作用，患者进而产生继发性伤病。这种状况必然给患者制造额外的痛苦和功能减退。但患者对此往往始料不及，并且难以接受。如果患者只根据自身感受对痛苦焦虑和功能状态的感知，来判断治疗效果和医生水平，极易造成医患关系的恶化。

事实上，在与疾病抗争的过程中，医生与患者是命运共同体。不管身患什么疾病，引发我们症状的环境因素以及我们的症状本身每天都在变化，甚至每小时都在变化，患者有必要对自身的变化及时向医生进行反馈，从而帮助医生根据这种细致的变化施策治疗。

余小兰对 200 例恶性肿瘤化疗患者进行对照实验研究发现：心理护理联合饮食指导服务干预组的恶性肿瘤化疗舒适度、患者的治疗依从性优于常规化护理服务干预组。在疾病过程中对患者实施心理和饮食的干预，可减轻恶性肿瘤化疗患者心理障碍，促进患者机体营养水平的改善，并提升患者的舒适程度，减少相关并发症的发生，促进患者满意度的提高[16]。

5. 提高疾病干预措施的依从性

依从性也称顺从性、顺应性，指患者按医生规定进行治疗、与医嘱一致的行为，习惯称患者"合作"；反之则称为非依从性。

依从性可分为完全依从、部分依从（超过或不足剂量用药、增加或减少用药次数等）和完全不依从三类，在实际治疗中这三类依从性各占 1/3。患者对于具体用药的依从性，即为该具体药物的依从性。

即使是最好的治疗计划，患者不依从也会失败。非依从性最明显的后果是疾病没有减轻或治愈。高血压是目前常见的心血管疾病之一，确诊后即需终身服药，且药物多存在不同程度的不良反应，使得患者的服药依从性处于较低水平，导致心、脑、肾等重要器官发生严重的并发症。2017 年中国心血管病报告指出[17]，我国高血压的患者达 2.7 亿，但高血压的知晓率、治疗率、控制率和治疗达标率分别仅为 42.6%、34.1%、9.3% 和 27.4%。研究资料表明，患者良好的服药依从性可以有效地控制血压，减少并发症的发生[18]。患者住院期间有护士和医师的指导和监督，具有较好的服药依从性，但是大部分患者脱离医院环境后，往往擅自更改用药时间与用药剂量，甚至停药，导致严重的并发症，常危及生命。调查显示，近年来，患者出院后 30 天的再入院率高达 20%[19]。因此，出院后的持续治疗控制相当重要，大部分患者出院后仍须得到延伸护理。只有加强患者出院后的治疗依从性，才能有效改善患者预后。如果患者按医嘱服药，则高达 23% 的养老院患者，10% 的住院患者能够避免更多的医生出诊次数，更多的诊断性试验和更多不必要的治疗。

非依从性除了增加医疗费用外，还会降低生命质量，例如，漏用治疗白内障药物可导致视神经损害或致盲；漏用心脏病药物能导致心律失常和心脏停搏；漏用抗高血压药能导致脑卒中；不服用处方药物抗生素能引起感染再次复发并能导致耐药菌的出现。由此可见，依从性问题也不仅仅是患者个人问题，非依从性还可能导致公共医疗资源的过度占用而成为社会性问题。

张晓琴等对服药记录册影响出院患者达比加群酯服药依从性的效果进行调查发现，使用服药记录册能有效提醒患者每日按时准确服药，显著提高非瓣膜性心房颤动患者达比加群酯的服药依从性。患者住院期间的服药记录均由护士通过打"√"标记，不仅体现了护理人员对住院患者自备药管理的高效准确性，同时也为患者出院后的记录起到了良好的示范和强化作用，促进患者有效利用记录册提高服药依从性。虽然医护人员在院期间已反复进行药物及服药相关知识的健康教育，但随着时间推移，给患者留下的印象也逐渐模糊。而记录册的第三部分简要陈述了药物作用及不良反应、按时按剂量服药的重要性等，为患者长期坚持服药奠定了良好的基础。其实第三部分的内容并不复杂，共 12 页。①首页为患者基本信息、填写说明及服药注意事项，用于指导如何填写及并发症观察等。②服药记录卡：登记每日服药情况（每页可使用 1 个月，共 31 日，选项包括"上午""下午""补服"及"漏服"，患者根据每次服药情况打"√"）。③就诊提醒红页：分别插入记录卡第 1、3 及 6 页之后，用于提醒患者及时复诊[20]。这种方法值得其他需要长期服药的患者或需要照护老年人的护工、亲属借鉴。

（三）直面衰与老

衰老本不是病，而是生命历程中的一个阶段，但在这个阶段，随着功能的退化，人体自身产生的抵抗能力有所下降，而且由于过去生活历程中各种因素的累积作用，使一些原本在青壮年时不发生或不易发生的疾病在年老时一一呈现出来，就像生命进程经过了人生的巅峰后必然进入下行段一样。衰老实际上可以看作是生命进程的一种正常的状态。

日本导演关口现导演的电影《杀妻总动员》里有一个情节，一家人去看催眠表演，父亲被选中上台。当他被催眠，认为自己是一只鸟之后，催眠师意外死去，于是父亲的催眠无法解除，变不回来了。起初，众人以为过一阵子就会恢复，可父亲毫无恢复正常的迹象，执着地做着一只鸟。最先接受这件事的是上小学的儿子。那个小男孩说："他还是我爸爸，不过，他同时也是一只鸟。"接着他说了一段富含哲理的话："一切事物都会变化，有个鸟爸爸是好是坏，关键在我们如何对待。爸爸变成一只鸟，我们也在随之变化。鸟爸爸有鸟爸爸的好处。人生苦短，我们不能永远忧愁，应该同鸟爸爸一起寻找开心。"后来，"鸟爸爸"真的飞了起来，还救了一个跳楼的人。

故事很荒诞，但它像一个寓言，讲述了应该如何面对自己或家人的变化。既然"老"是人类生命进程中必然难以回避、无法逆转的阶段，"衰"是身体老年阶段不可逆转退行性变化的结果，那么面对"变不回来的鸟爸爸"一样的老与衰，还能怎么办？

1. 与老相伴

衰老是人生、老、病、死发展的规律。还没有老的时候，可以通过养成良好的生活习惯以延缓衰老，例如合理膳食、规律起居、调节情志压力、适度锻炼等。当"老"如期而至时，对抗是没有意义的。因为抗衰老其实本质上来说对抗的只能是老年人的常见病、多发病、慢性病，在一定程度上改善而不是改变老年人的生活质量。年龄也是一个影响有效性的重要因素，随着老年人生理功能的衰退，身体状态发生了改变，常规的疾病干预方法带来的治疗效果也可能隐含着更大的风险。例如，以药物形式延长女性围绝经期，会导致女性患乳腺癌、宫颈癌的风险大大提升。

2. 乐和养老

不抗衰老并不意味着任由衰老，而是真正从内心接受衰老的状态。不必过多关注临床检验得出来的那些数字，把注意力更多地聚焦于自己的内心体验，相信自己的体验而认真地规划好自己的预期目标，并以此引领自己的生活，让自己真正地快乐起来。培养一种爱好和专注于一种爱好，有助于提高老年生活的幸福感。

3. 技术抗衰

人的衰老所带来的生活能力的退化，严重影响着老年人及其家人的生活质量。依靠科技的创新提高人的生活质量是未来发展的必然趋势。目前已经有越来越多的信息技术用于家居，适应老年人的活动特点和规律订制化的服务以及各种养老模式也不断地开发、创新、应用和普及。应该学会顺应技术发展的潮流，用技术的力量帮助养老。

三、学会有技巧的就诊

有病了去看病是最正常不过的行为了。可是说到去哪看、找谁看、怎么看？这些问题看似简单，其实很多人是茫然的，急的时候还会表现得手忙脚乱，甚至贻误病情。

有一个医生讲了自己曾经接诊的一个病倒：

有一个大家庭，家庭氛围很好，成员之间也非常和睦，最年长的老太太已经 88 岁。老太太平时有两大爱好——跳舞和吃大肥肉。这天老太太被家人送到医院：她患脑卒中了！刚到医院的时候她神志不清，答非所问，半身瘫痪，口角流涎。在医生询问病史的时候，她 60 多岁的儿子在一边着急又说不清，便立刻打电话把妹妹喊过来，老太太的女儿在万众瞩目中非常尴尬地摇了摇头，充满期待地望向自己的老公。这时候，一家人中最靠谱的人出现了，绝对是好女婿！这女婿可真细心，他把老太太以前的病历和住院记录、吃的药都给分门别类地带来了，连以前拍过的片子都带着——做医生的必须给这种分类清晰的资料保管方法点赞！太多人一转身就把病历扔了或随手乱搁，这种情况，我们就算是华佗再世也没办法猜出老太太以前得过什么毛病。老太太的情况不容乐观，毕竟年龄在那儿放着，还有病史。我们的谈话重点就是可能救不过来，就算能活着，也不代表可以恢复得跟从前一样，也许就得一直这么躺着了。那么这种情况真没有完全恢复好的吗？有的，但是很少很少，少到我们不敢当成积极的例子跟患者家属说，害怕抬高了他们的预期，增加他们的期望值。我们把几个治疗方案说了，积极的和保守的、有钱的和没钱的。老太太正当壮年的孙子点点头就说了几句话，字字有意义："我不懂治病，你们说怎么治就怎么治，钱不是问题，我先交一万，不够再说。治不好那是命，治得好我要谢谢你们！"这是我们能想象到的最好的回应。医患沟通多半都纠缠在"风险"和"费用"上。放心大胆的意思不是拣贵的药瞎用，而是说如果两个方案，其中一个有50%的可能治好患者，50%的可能导致病情恶化；另一个方案有20%的可能让患者好转，80%可能没什么用处，也不会变得更坏。对于不好沟通的家庭，我们会选择第二种，对于好沟通的，我们会选择第一种。许多人可能会觉得"无过是功"。可是，很多疾病都在跟死亡抢时间，病情没有恶化就是好事吗？其实不然，错过最佳的治疗时机，患者也不可能好转了。世界上不存在100%收益、零风险的好事，只有在得到"定心九"后，我们才会选择高风险、高收益的治疗方案，而不是做一些无功无过、疗效看天的事情。经过一段积极的治疗，老太太神志清醒了，她开口说的第一句话就是"我要吃肉"。当她可以慢慢走路以后，突然有一天失踪了。最后是在一家饭店找到了她：面前一大盘红烧肉，油光发亮……我十分羡慕这位老太太，我也想精神活到88岁，不是要像老太太那样吃大肥肉，而是学老太太身上的精神头。我看她的儿孙都学到了——宽容、乐观，永远对生活抱着期待，常怀赤子之心。

生病了需要到医院找医生就诊。暂且不论在这个故事中所呈现的这个家庭令人羡慕的亲情、氛围，以及饮食不当，要点赞其中的两位成员——"女婿"和"孙子"堪称聪明患者家属的典型：就诊也是有技巧的。

（一）挑医院

有人说："人体好比是一个战场，致病因子就是入侵的敌人。抵抗力是人体的守卫部队。如果人虚弱了，抵抗力太差，致病因子就会乘虚而入让人得病。中医不能直接消灭致病因子，但是可以提高人体的抵抗力，帮助人体对抗致病因子。所以，中医是增援的后勤部队，是从根本上来改善人的体质的'治本'方法，见效慢而不会伤害身体，没有副作用。西医是人体外部借来的外族雇佣军，负责直接打败致病因子，因此西医治疗疾病是治标的而且效果会非常快。但雇佣军免不了在人体的土地上大吃大喝、破坏环境，所以一般都有一定的副作用。"这种观点显然是对中、西医的误解。

1. 选择中医或西医的基本策略

中西医没有根本矛盾，都是真正的医学。两者不是对立的关系而是相互兼容的关系。临床上没有哪一个中医生不懂什么是"炎症"，也没有哪一个西医生不知道什么是"上火"。

如果不知道去看中医还是看西医，可以自己先考虑以下原则：如果症状不特别严重，西医一般不会重视，或者给予的重视不够。如果觉得以下其中某个症状太难受，简直无法忍受，或者对自己的身体特别在意，则建议选择中医：舌苔的薄厚颜色，四肢冰凉，口水多少，一贯的某些性格（急躁、喜静等，而不是短期发生的变化），喜吃凉还是喜吃热，不明显的疲劳，夜间多梦。

另外，记住以下这些西医大夫的关键词：你没什么事，注意压力别太大，回去多休息，不要熬夜，不要喝酒，不要喝咖啡，不要有心理负担。我给你开一些调节自主神经的药，再开一些止痛镇定的药和滋补保养的药。另外，病历上还写着"神经性某病"或"某某病待查"。这些信息实际上是西医大夫在暗示：啊……不好意思啊，你这些症状我都没找到病因，大概是你没事吧。

看中医还是西医也要考虑一下患者的特殊性：有一位父亲，女儿7个月时得了感冒，所以自己根据女儿的病情开了中医处方，精心把汤药煎好了，却因女儿哭闹，好不容易才灌了小半碗就再也灌不下去了。一时气急将剩下的大半碗药汤泼到了女儿身上，妻子抱着孩子只能默默地流泪……

试想，7个月的孩子能够接受汤药的味道，而且能够服下一碗药吗？中药确实存在服药量比较大的问题，如果孩子只是普通的感冒，真不如看西医来得方便。

2. 急救争分夺秒

急性的危重患者，治疗必须争分夺秒，以就近诊治为主，无论哪种级别的医院医生，均受过正规的教育和训练。即 DRABC 五项原则：排除环境危险；检查患者清醒程度；伤者气道是否通畅，伤者是否有呼吸，伤者是否有脉搏；心肺复苏；外伤处理技术。对患者而言，时间就是生命，就近、迅速就医和就医时先重后轻是基本的处置原则。

3. 普通病可以多从成本来考虑

普通病选择中医主要是从成本的角度考虑。疾病的治疗包含经济上、心理上、时间上的各种显性与隐性的成本。既然中西医的效果都差不多，把患者的主观感受、看病所花的时间、费用和方便性等因素综合考虑，以提高生活质量、降低治病成本为原则选择中医或西医，就是一种聪明的做法。

（二）挑医生

很多人对专科医院、专科医生没有概念，所以看病时会本能地选择"大医院""专家"，其实大可不必。

1. 专科医生有独特优势

在很多人的印象里，"医生"是一个单一的职业。只要你是医生，你就该对医学无所不知。实际上，现代医学是一个高度专业化的体系，医学各科也是隔行如隔山。虽然每一个学科领域的知识都学一点，但那点水平远没有达到能够帮人治病的程度。专科医生之所以比普通医生强，就是因为专科医生在检查和治疗某种疾病上，积累了大量的经验。他见过同一个病在不同患者身上的不同表现，用过很多种药物治疗这一个病，应该比没经验的医生准确得多，能够减少误诊、漏诊，也能够改善治疗效果。但如果检查和治疗普通病，普通的内科、外科医生就可以胜任，不一定非要找专科医生。

2. 换医生的原则

医生给患者看病，是一个相互熟悉的过程。在这个过程中，患者逐渐熟悉医生的医术和医德，建立起对医生的信任；医生也需要一段时间熟悉患者的身体情况、生活习惯，甚至性格，才能更有效地治疗。

慢性病的发展是有连续性的。很多慢性病，单凭一次检查，很难了解到患者的真实情况。医生第一次接收患者时，只知道这一次的检查情况，就不敢开太长时间的药而只能尝试着治疗，一边治一边试。和医生建立长期的关系，不仅医生可以和患者互相建立信任，减少因为不信任产生的交流成本，而且医生知道这个患者长期的情况，知道平时用什么药、用药效果如何，就能很有把握地、更加精准地制订治疗方案。所以慢性病患者找到一个好医生就不要轻易放过。

医学是非常强调专业和经验的。个体差异让治疗方案不可能保证100％完美。即使是医学专业考试成绩非常优秀的"学霸"，一旦到了具体治疗的时候，患者的情况千变万化，面对这种难以克服的个体差异，任何医生都有过束手无策的时候。而且，每一个医生的治疗方法也是有差异的。因此，患者在寻医时应牢记一个原则：治疗效果不理想的时候，就换一家医院、换一个医生试试。

换医生、换疗法应把握三个原则：一是急性病3～7天没有缓解；二是慢性病在患者严格遵守医嘱的情况下，1～2个月病情还控制不好；三是医生一时找不到病因，诊断写的是"待查"，可是自己的症状非常难受，而且一点都不减轻，或者反复发作。因同一家医院医生的治疗水平差距不大，所以要换医生首先要考虑换另一家医院，而且换医生时应对前一个医生的治疗方案表示理解，不要表达出不满甚至猜疑。

（三）就诊准备

避免看病时手忙脚乱的最好办法，就是做好充分的准备，这种准备可不仅仅是在临去看病前才做的。

1. 养成经常整理病历的好习惯

病历是患者非常重要的信息资料，能够准确传递患者曾经患过什么病？在哪里诊治和如何诊治的？用过什么药以及用药的效果如何？对什么东西可能出现过敏或用药有没有不良反应、毒副作用等。这些信息对医生选择最佳的治疗方案极其重要。因此，患者应养成自我整理、保存病历的好习惯，以便就诊时能够及时准确地将这些信息告诉医生。

2. 做好就诊计划

除急诊外，很多疾病的就诊是可以从容规划的。细致的规划甚至包括选择什么时间、什么交通工具、是否需要陪同等。在大医院排队做检查，有时候就要耗费两三天。因此，患者要把自己以前的病历本和资料保管好，即使是两年前的片子、诊断报告，最好也带来，避免做重复的检查。国内三甲医院的一些检查结果都是互认的，血常规、乙肝的转氨酶等这些常规的检查以及一些大型的影像学检查（CT、核磁等），只要是近期检查的，三甲医院都共享。因此，北京、上海等大城市的大医院看病前，建议在当地三甲医院把相关检查全部做完。

3. 就诊前准备

检查前一天最好洗个澡，不要喝酒、熬夜，不要吃猪血之类的血制品，不要做剧烈运动。如果第二天要做脑电图检查，还要洗个头。早晨最好不要吃早餐，以免一些需要空腹抽血检查的项目因进食而不能进行。出门前不要抹口红、搽粉、涂指甲油、贴假睫毛等。男士做检查时，宜穿宽松不透明内裤，做双下肢动静脉检查彩超时需要穿内裤，避免尴尬。女士不要穿高跟鞋，最好穿双平底防滑鞋。如需做胃镜、钡餐的，不要穿高领衣服，以免胃内容物反流，弄脏衣服。需要拍胸片或胸部透视的，不要穿胸部有金属、大纽扣或大印花的衣服，以免影响拍片结果，造成医生误诊。看中医科前，不要吃容易影响舌苔颜色的食物，如辣椒、牛奶、豆浆、葡萄、杨梅、乌梅、橘子、咖啡等。

（四）与医生"结盟"

医生的本职是救死扶伤，这一点没有任何质疑，可是医生毕竟是人而不是万能的神，所以聪明人看病时会选择与医生"结盟"。

1. 挂对号是在选和谁结盟

在挂号前患者首先要甄别自己病情的缓急，决定是该挂门诊还是挂急诊。门诊和急诊的处理程序和医生配备是不一样的，门诊医生的治疗过程比较系统和细致，医生对本科疾病的治疗具有更加丰富的经验。而急诊则擅长于处理紧急出现的症状，例如剧烈的疼痛、创伤、高热、休克、呼吸困难等。小医院分科比较简单，只有内科、外科、妇产科、儿科、耳鼻喉科等五六个门诊科室。在大医院，仅内科就可能分为近十种不同的内科，例如消化内科、心血管内科、神经内科、变态反应内科等。每一个专科又可以按照疾病的名称分出专病门诊，例如冠心病门诊、高血压门诊、糖尿病门诊、胃病门诊等。但无论普通医生还是专家教授，接待初诊患者时的程序是一样的：简单的问诊、查体，开单做相关检查、化验。如果不确定自己的疾病属于哪一科，可先挂普通门诊号，经检查后再看专病门诊或专家门诊。

患者情况不是很严重的，可以下午去医院检查，挂个普通号，先把检查做了，回家踏踏实实休息好，第二天一早就有精力拿着结果直接挂号，比较省事。看病是需要花时间的，比如肿瘤患者初次就诊，医生需要采用各种检查进行确诊，包括开 CT 单、核磁单等，让患者先做相关检查。因此，肿瘤患者特别是外地患者，应预备出至少一到两周的影像诊断、病情分期的分析时间，让医生熟悉您的病情。

2. 与医生结盟的技巧

如何在最短的时间内说清自己的问题，是赢得健康和医生尊重的关键。患者就诊前，注意记下身体出现的症状或不适，信息越具体，对医生的诊断越有帮助，甚至可以写下来。在家练习下，如何在一分钟内把自己的问题说清楚。例如，症状是什么，何时开始的，发生问题的明确部位在哪里，什么时间开始觉得不舒服，不舒服感持续多久，是持续不断还是很快就消失了，是什么原因可能引起了这些症状，哪些方式使这些症状得到减轻，是不是有这方面的家族病史等。

3. 巧说话"划重点"

医生很忙，他们每天都要照看很多患者。尽管医生不介意患者所提的问题，但从相互理解的角度出发，和医生沟通还是尽量要学会"划重点"。医生最爱正确、清晰、有效的交流，对病情表达准确的患者，往往能获得医生更多的关注和医生的尊重。直截了当说出有价值的信息，包括是否使用医保卡、医保报销范围等。医生最反感有家属在旁边大声聊天或不断推门张望，所以候诊时不要喧哗，等前一个患者离开再进入。初次见了主治医生，不要一直强调你认识医院的好多人，特别是认识医院领导或当地政府官员。医生可能会理解为你是在炫耀自己，给医生施加压力，结果适得其反。

四、防止过度医疗

滥用输液及抗生素是过度医疗的典型例子。

2014 年，中央电视台《焦点访谈》栏目报道了在几家医院用手机拍摄的视频：这些医院的输液室无一例外的人满为患，直到下午4点仍然一席难求，一个人起身出去就会有好几个输着液的人进来。记者采访了解到，不管大病小病，输液都变成了一种普遍的治疗方式。更有甚者，因换季、高考，也要去输液。中国科学院院士韩济生说："这种奇观是可耻的！药能口服就不要打针，能打针就不要吊瓶子。"

当前我国已进入经济发展新常态，经济增长正在由高速转向中高速，与此同时，我国卫生总费用却增速惊人，由1978年的110.21亿元增长至2014年的35312.40亿元，36年间上涨了320倍，年平均增长率达11.62%，而GDP仅上涨了174倍，我国卫生总费用增长速度大大快于国民经济增长速度[21]。导致"看病贵、看病难"等问题进一步加剧的主要原因是医院普遍存在的过度医疗现象。刘慧云等研究了某地区7家甲等医院的10000余份病例发现：医疗总费用普遍高于按照单病种付费的标准费用，检查总费用和材料费明显高于标准费用；一般疾病的诊断中普遍用昂贵的医疗检查如CT检查替代普通的X线检查，扫描检查的阳性率仅为20%；部分冠心病PCI的手术超范围（血管堵塞程度在30%～40%仍然安放支架，国际标准为血管堵塞>50%）；部分实施手术的患者手术指征处于临界值，手术可做可不做；住院时间明显延长；抗生素的使用率高达50%[22]。

（一）过度医疗的定义及其危害

过度医疗是一个非常专业而复杂的问题，日常生活中非医疗专业的人常常难以判断。

1. 过度医疗的定义

过度医疗的内涵在法律上有严格的界定。专业的定义是指医疗机构或医务人员违背临床医学规范和伦理准则，不能为患者真正提高诊治价值，只是徒增医疗资源耗费的诊治行为。或者说，在治疗过程中，不恰当、不规范甚至不道德，脱离患者病情实际而进行的检查、治疗等医疗行为，包括过度检查、过度治疗（包括药物治疗、手术治疗和介入治疗等）、过度护理等。

2. 过度医疗的危害

过度医疗将危害患者权益，恶化医患关系和有碍社会公平。

（1）加重患者负担　过度医疗对患者最直接的影响就是增加了患者的经济负担，现在最常见的就是给患者开大处方、全套的检查，这会使患者没钱看病，看不起病，大大增加了他们的经济负担。对于药物的滥用，尤其是抗生素的滥用，有些医生将多种抗生素联合长时间使用，有的甚至还会直接选用昂贵的高等级抗生素，或频繁地更换抗生素的品种，忽视药物之间的相互作用，这些药物都会有一些副作用，过度使用会损伤患者的脏器，危害患者的健康。过度的诱导治疗虽然会满足一些缺乏医学知识的患者对健康的盲目追求，往往会使患者对治疗效果有着过度的期望，其中一部分过度诱导治疗虽然短期来看使患者恢复了健康，但是从长远的角度来看，有些反而不利于患者的健康。

（2）恶化医患关系　在我国庞大的医疗队伍中，其实并不缺乏兢兢业业、任劳任怨、一切以患者利益为前提的好医生，但就是有少数一些医生由于他们的一些不当行为，严重破坏了整个医疗队伍的形象。还有一些纵容过度医疗现象的医院，也是严重损害了自身的形象。现如今，紧张的医患关系成为人们关注的一个社会问题，尤其是近年来我们从各种媒体中看到许多医疗纠纷案件，甚至还有许多伤医事件，这些都折射出了医患关系的紧张程度。过度医疗现象会使患者及其家属对医生的专业性和可靠性产生怀疑，这种怀疑和猜疑甚至会让原本相互信任的托付关系逐渐变成一种敌对关系，由此会因为医疗手段、医疗费用等问题而产生纠纷，有一些医患会对簿公堂，而有些甚至会发生流血事件，后果不堪设想。过度医疗无疑会导致医患关系更加令人担忧。

(3) 有碍社会公平　对生命的保护，再奢侈也不过度，生命的价值是由他的社会属性决定的。漠视生命的社会属性，就会产生过度医疗的错觉，生命是平等的，生命的社会属性是不平等的。肯定了生命的社会属性，才会有真正的生命健康权利。我国人口数量巨大，每个医疗机构也都承受着巨大的医疗压力，可以说我国是一个医疗资源较为匮乏的国家。那么发生在患者个体身上的过度医疗现象，例如过度检查、过度用药等，这无疑是对医疗资源的浪费，这也会加重我国医疗资源匮乏的状况。据统计，山西省的人均医疗费用随着相关医务人员数的上升而上升。如果医务相关人员数每上升1%，那么人均医疗费用将上升 1.068%。其中也对门诊和住院分别进行了统计，门诊里面，每千人口医务人员数每上升 1%，那么人均门诊医疗费用将随着上升，且增加了 1.343%；住院中，每千人口医务人员数上升 1%，人均住院医疗费用将上升 2.12%。如今许多医疗机构为提高自己单位的收入，过于夸大患者的病情，诱导患者过度消费医疗资源，也有部分居民小题大做，许多小病就要住院，做各种检查[23,24]。

(二) 过度医疗的研判

过度医疗的定义虽然很明确，但在现实中却又是非常难以界定的。疾病不同、患者不同、患病的时期不同都会导致治疗方案的差异，而且医生在选择治疗方案时也会受到很多因素的影响。例如要感冒患者做 CT，可能很多人都有本能的反应这就是过度医疗。因为稍有生活经验的人都对感冒这种常见疾病很熟悉，对 CT 检查的目的也大致有所了解，有能力对这种要求做出准确的判断。但感冒也有很多种，如果要求感冒患者做常规的血液检查，如果患者不了解血常规指标数据与感冒发生、发展的关系，就难以判断这种要求是否存在过度医疗的风险。临床上医生需要数据来确诊，有时医生采取全面检查的手段，其中哪些检查是正确诊断所必需的、哪些是多余的，都是由医生根据自己的经验和水平而定的。在大多数情况下，非医学专业人员很难准确界定过度医疗。

1. 过度医疗的特征

过度医疗有四个方面的特征：一是使用的诊疗手段超出了疾病诊疗的根本需求，不符合疾病规律和特点；二是采用非"金标准"的诊疗手段；三是对疾病基本诊疗需求无关的过度消费；四是费用超出了当时个人、社会经济承受能力和社会发展水平。

2. 定性过度医疗的基本原则

过度医疗是超过疾病实际需求的诊断和治疗的行为，是与道德相违背，被法律以及相关制度所禁止的。实际上界定医疗是否过度有一个基本的原则就是：对患者的诊疗总体上是趋好还是伤害。也就是说，在治疗中无论医生目的何在，关键在于治疗是否产生预防作用，是否减轻了患者的痛苦，是否能延长患者的寿命，患者的经济能力是否能承受，患者的心理是否能承受，治疗中是否能体现患者的权利。

一个好医生应该有"五指学说"。第一个（拇指）就是问诊，是调查病情、和患者感情沟通的重要渠道，作为一名医生，患者是否相信你，问诊的过程非常重要。第二个（食指）是望、触、叩、听。第三（中指）就是低成本的无创检查，比如多年行之有效的心电图、X光片等。第四（无名指）是无创伤的检查，成本相对较高，比如超声心电图、运动负荷试验等。最后（小拇指）才是

CT、核磁检查等。

"五指学说"实际上为如何鉴定过度医疗划分了一条明晰的分界线。

3. 常见的过度医疗现象

过度医疗的最终判定需要专业人员依法依规进行。在疾病诊疗过程中，有些现象与过度医疗关系密切，应提高警惕。

（1）多次复查头部 CT　在临床上，很多头部 CT 复查用于评估患者的神经状况变化，真正有临床意义的头部 CT 检查比例很低。集中在一段时间内，对患者进行多次头部 CT 扫描可能带来一些不良影响。

（2）无症状妇女做盆腔筛查　将盆腔筛查纳入个人健康体检项目正在成为一种常态。无论眼观，还是手触，盆腔检查都有助于及时发现异常情况，如妇科囊肿、宫颈癌等。但卵巢癌无论使用任何方法都很难早期发现，因此不具有很强的说服力。相比较 CT、B 超等其他检查，双合诊盆腔检查更易于实施，价格便宜，且对女性造成心理影响的程度并不高，纳入常规体检项目并无问题，应该成为最基础的妇科检查手段。但双合诊盆腔筛查对诊断无症状妇女是否患有卵巢癌的效果较差，还会令女性产生尴尬、焦虑等心理影响，甚至导致不必要的损伤和治疗。

（3）甲状腺癌诊断过多　据文献资料，有些国家在近年内加强了对甲状腺癌的筛查。在更严格的筛查条件下，即便体积很小的甲状腺结节也被认为有癌变风险，这导致很多患者接受了切除手术。然而，这一举措却没有使甲状腺癌的死亡率发生明显变化。相反，手术后约 11% 的患者出现甲状旁腺功能减退，2% 出现声带麻痹。美国甲状腺协会（ATA）每年都会发布指南，建议对 1 厘米大小以下的结节不诊断，进行临床观察。但在临床上，甲状腺癌的筛查标准仍没有一个统一结论，因为甲状腺结节的大小与其危害并不完全一致，大的不代表恶性，小的也有可能已出现转移。更多时候，甲状腺癌筛查还是依赖医生的经验，针对个体具体情况进行判断。设定统一标准，"一刀切"式的判断并不可行，所以，直接下"甲状腺癌被过度诊断"的结论是不合适的。至于手术后引发的不良反应，很大程度上与手术操作水平有关。

（4）腰背一痛就吃对乙酰氨基酚（扑热息痛）　腰背痛时，服用扑热息痛等对乙酰氨基酚类药物止痛，是很多人的习惯。但一项大型双盲随机临床试验发现，对于急性腰背痛但没有明显脊柱病变的患者来说，服用扑热息痛等止痛药收效不大，并且有不良事件发生。腰背痛的治疗目标之一是减轻疼痛，止痛药既然能在一定程度上缓解疼痛，就不能说它完全没有益处。不仅如此，对乙酰氨基酚类药物还有助缓解炎症，其治疗腰背痛的疗效是肯定的。当然，止痛药不能长期使用，一般控制在几天或一两个星期内即可。除吃药外，出现急性腰背疼痛也可选择物理治疗方式，如磁疗、红外线疗法等；而对腰背部肌肉进行有针对性的拉伸锻炼等，可以预防疾病发作，起到长久缓解的作用。

（5）术后长期用阿片　一项针对加拿大近4万名手术患者的回顾性研究显示，在术后使用阿片类药物止痛的患者中，3%在3个月后仍继续服用该药物。然而，阿片类药物的过度使用可造成身心双重伤害。

（6）手术前用阿司匹林　一项纳入10010例接受非心脏手术患者的随机双盲研究发现，在30天的围手术期中是否服用阿司匹林对死亡率及非致死性心肌梗死的发生率并没有明显影响。相反每天服用较高剂量（每天200毫克）阿司匹林后，患者大出血的概率更高。建议不要给非心脏手术的围手术期患者应用阿司匹林，除非他们在过去一年内曾放入支架。在美国，阿司匹林的日常服用远远高于我国，研究中患者每天服用200毫克阿司匹林的剂量也高于我国一倍。事实上，我们对阿司匹林的使用早有明确规定，非急诊的"择期手术"，应当在手术前停用阿司匹林五个半衰期，即5～7天时间。比如，不太急的骨科、肿瘤手术，甚至拔牙，都要求患者先停用阿司匹林一段时间。在脑外科手术或较为复杂的手术中，这一点尤其需要严格遵守。对于身体条件不允许或来不及停用的急诊手术，医生会采用外科止血的方法，避免产生严重的出血。

（7）肾动脉狭窄放支架 一项荟萃分析发现，对动脉粥样硬化性肾动脉狭窄患者放支架和单纯药物治疗的效果差别不大。因此，不建议这类患者置入支架治疗，优化药物治疗是更好的方式。肾动脉狭窄的治疗是学界正在深入探讨和研究中的一个重要课题。到目前为止，支架治疗和药物控制哪种方法更好，并无确切结论。但可以确认的一点是，"一刀切"式地否认一种方法或肯定另一种方法，都是不严谨的。支架治疗之所以存在，就必然有患者能从中获益，筛查出能够从支架治疗中获益的高危患者，确定高危因素，仍需要进一步的研究。目前，对于肾动脉狭窄合并难以控制的高血压或进行性损害，有必要及时咨询血管外科医生是否需要进行符合规范的支架治疗。

（8）吃药升"好胆固醇" 研究发现，应用烟酸、贝特类药物、胆固醇酯转移蛋白质制剂，以达到升高"好胆固醇"水平的患者，心血管病病死率、全因死亡率和脑卒中发生率并未出现明显改善。低密度脂蛋白胆固醇（坏胆固醇）是我们唯一的敌人。所以，就降低心血管事件风险而言，无论使用哪种方法升高"好胆固醇"水平，其效果都不如降低"坏胆固醇"。该结论在医学界是一种共识，因此，医生很少推荐使用升高"好胆固醇"的药物，也基本不会出现过度使用。当然，针对升高"好胆固醇"的药物，我们还在努力探索阶段。此外，作为日常保健，通过合理膳食、保证睡眠、增加锻炼，令"好胆固醇"水平有所上升，将整体血脂水平调整至平衡状态，仍有必要。

（9）心理疾病治错了　有综述表明，在每年 4 亿人次的门诊中，50％以上有躯体症状，但其中至少 1/3 的症状难以确诊。由于很多躯体症状与心理状态相关，接近 75％的症状可以在几星期或几个月内自行缓解。但从预防疾病、降低伤害的角度来说，这一观点可能会起到反作用。很多诊断和检查都是必需的，它们可以用于排除某些疾病或其风险，若坚信七成症状可自行改善，有可能导致疾病漏诊等严重后果。

（三）过度医疗的原因与对策

过度医疗是现在国内外医疗界广泛存在的一个问题。外界多将其归因于医护人员的职业道德日愈低下，但这只是过度医疗的原因之一。

实际上，医疗服务所特有的专业性和特殊性，使公众对医疗服务质量的判断更多依靠个人的主观感受，而这种主观感受往往与个人所掌握的专业知识广度和深度，个人的人格素养、性格修养，个人所处文化、环境，个人及其相关的利益群体等因素密切相关。从医学角度来看，过度医疗的认定标准也随着医学技术的发展持续地改进和更新，从而使过度医疗问题更加难以识别和判断。要解决过度医疗问题，仅仅从医务人员的角度考虑是不够的。

1. 患者及其家属因素导致的过度医疗及其对策

临床上因患者及其家属因素导致的过度医疗占有相当比例。当今社会人们的生活水平已经有了非常大的改变，对高质量的生活需求迫切。这种高质量的生活当然也包括对高质量医疗服务的需求。大部分人从原来的"病急乱投医"的生活模式变成无病主动维护健康的行为模式，从"医生的话永远正确"思维模式转为维护健康权益、享受医疗服务的思维模式，在医学专业知识掌握程度及健康素养水平提升与这种思维模式的转变不均衡的状态下，难免产生一些不正确的医疗消费观，不能或不愿意承受哪怕是极轻微的病痛，不能正确判断疾病轻重，以价格高低判断医疗服务质量的好坏等。患者及其家属对医疗服务消费心理的不健康，一定程度上成为孕育过度医疗的"温床"。

实际上，药品的价格确实与药品质量有一定关系，但药品的质量好坏并不仅仅凭有效一项指标来评判。作为一种特殊的商品，药品定价有与其他商品定价不同的模式，药品的创新性、有效性、安全性、稳定性以及生产药品的原料、生产工艺以及后期的推广销售等环节的成本都是药品定价的重要依据。用药治病权衡的是有效性与安全性以及在保证同等治疗水平条件下的经济性，"对症下药"是疾病诊疗的基本原则。用药正确，便宜的药也可以治大病。然而，往往人们的错误观念导致了药品滥用和过度使用[25]。

患者及其家属不能正确理解治疗疾病的艰难性、复杂性以及医疗技术的双向性，对各种医疗技术和药物的不良反应评估不足，对疾病的治疗抱有过高的期望，不能接受疾病的不可逆转性等。这些心理容易理解，没到死亡迫在眉睫的时刻，也都能泰然处之。而一旦面临这一时刻，大多数人都会要求医生全力抢救，殊不知这种所谓"全力抢救"方法和措施对患者而言相当残酷。家庭成员和社会要求的所谓"全力抢救"有时相当残酷，而且会消耗大量的医疗资源。据不完全统计，中国呼吸支持系统费用为临终患者支付的医疗费用占全部医疗费用的 75％以上。

面对癌症时，患者和其家庭成员都渴望摆脱癌症，很容易在这种焦虑状态下失去理性判断的能力。无论选择的方法是否适合患者，患者及其家人都容易陷入盲目尝试中。许多患者及其家属不听医生的劝告，只为稍微延长了患者的生存期，却让患者忍受肉体和精神上的创伤。如手术切除过度、放疗和化疗过度等。这通常是对患者正常组织和细胞的额外损伤。过度治疗非但不能控制疾病，反而会加速癌细胞的转移和癌症复发。所以特鲁多医生说："医学关注的是在病痛中挣扎，最需要精神关怀和治疗的人，医疗技术自身的功能是有限的，需要沟通中体现的人文关怀去弥补……"这位对治疗结核病作出巨大贡献的医生的墓碑上镌刻着他的墓志铭："有时，去治愈；常常，去帮助；总是，去安慰。"他的故事和他的墓志铭一直在流传，激励着一代又一代医生。他的墓志铭，不仅仅概括了医者救死扶伤的职责，也表达了一个道德高尚的医生对待患者的心态，以及职业的操守和医学人文的朴素境界，也能给予患者及家属深深的启迪。

2. 医源性过度医疗及其防范

由于医学专业的特殊性，医务人员对防范过度医疗应承担主要责任。一方面是在当今社会市场经济的冲击下，一些医院被经济利益所驱动，千方百计地提高门诊量、住院率，也想尽办法加大药品、医疗器械和材料的使用。由于经济利益的驱使，医院中也有少数医生存在延长患者病程，对患者进行过度医学检查和过度用药的情况，这些情况都是违背了医务人员的医疗道德而导致的过度医疗。随着医疗体制、机制的改进和完善以及管理的加强，特别是通过强化对临床医疗领域不正之风的持续性打压、查处，因医务人员职业道德素养低下而导致的过度医疗问题得到有效遏制。但另一方面，由于医学本身的专业性太强，不仅非医学人群医学知识严重匮乏，即使是医学专业人员也存在学艺不精的情况，部分医生不能从临床表现及体格检查对疾病做出准确的判断，不得不过度借助于医学仪器及其他的检查手段做出判断。

医疗活动是个复杂的过程，在此过程中存在着许多的变数，专业的医务人员也不能确保疾病的具体转归，为了避免对疾病诊断的遗漏以及对自我的保护，检查项目的数量随之提高。当今的医学对于一些疾病的诊治也还存在一些局限性，亚临床状态的疾病不能很好地被洞悉。例如，孕产妇的早产，研究表明有一部分是感染引起的，但是目前临床上难以判断这种亚临床状态是否一经发生就存在感染的因素，这就致使了一些孕产妇在发生早产的时候不得不进行抗感染治疗。还有一些肿瘤患者及其家属，在肿瘤手术的治疗中，术前检查做得越多就认为医生越谨慎，手术的范围越大就认为治疗得越彻底，这样医生也会在预期治疗效果不佳的状态下为免除家属的指责，从而采取过度医疗。美国的一项调查显示，在300名全科医生中，有98%的人承认自己在医疗过程中有增加过各种化验检查、院内院外会诊、多为患者开具药物等自卫性或者称之为"防御性"项目。而医生自卫性医疗的目的很明确，就是"避免吃官司"。

肿瘤疾病死亡率高，治疗费用大，错误诊治将给患者带来极大的痛苦和负担。目前临床上对肿瘤的良恶性的初步诊断主要依靠医生的主观经验与某些临床特征的相结合，在医生诊断怀疑是恶性肿瘤之后才会做进一步确认。对于良性肿瘤患者而言，被误判为恶性肿瘤所做的一系列复检和治疗实际上是过度医疗，而被误判为良性的恶性肿瘤患者则可能错失尽早治疗的良机。解决肿瘤的良恶性分类问题成为减少肿瘤类疾病的错误医疗与过度医疗问题的关键。朱诗生[25]等基于医疗大数据提取出相似病案专家处方中的影像信息，利用机器学习分类模型开展研究，提出了发现错误诊治与过度诊治的检查控制机制与解决方案，为降低肿瘤疾病诊治过程中的过度与错误医疗的发生概率而起到良性监督作用，从而有效地把医务人员从错误医疗与过度医疗的混淆中解放出来，减轻了医务人员的心理负担，减少了医患关系的恶化。

3. 体制原因引发的过度医疗及其防范

卫生服务市场具有它的特殊性，因为在卫生服务市场中，医务人员都是具有专业知识性的，患者在看病就医的过程中并不能对诊治形式和检查内容做出自由的选择，在医患关系中患者是劣势群体。随着经济社会的发展，医药费用的过快上涨给老百姓看病带来了很大的压力。现今药品和医疗器械的虚高定价是导致医疗费用上涨的直接原因，这种虚高定价的背后包含着可观的医疗回扣，这也为过度医疗创造了可能。

医疗控费是一项长期政策，国家对控制医疗费用不合理增长问题的关注已经达到了前所未有的高度。2015年，国务院办公厅发布《国务院办公厅关于城市公立医院综合改革试点的指导意见》，要求降低药品和医疗耗材的成本，并将药占比控制在30%以下。当时的国家卫生计生委等五部门联合印发《关于控制公立医院医疗费用不合理增长的若干意见》，提出"规范医务人员诊疗行为、严格控制公立医院规模、降低药品耗材虚高价格、推进医保支付方式改革"等8项综合措施控制医疗费用的不合理增长。卫生计生委则发布了《关于尽快确定医疗费用增长幅度的通知》，要求公立医院医疗费用增长幅度不超过10%。

《2017年我国卫生健康事业发展统计公报》显示，2017年全国公立医院总住院量（15595万人）比2016年（14750万人）增加845万人次。由于对医院规模的控制，出现2017年公立医院床位数总量由2016年的568.89万张下降至463.11万张的现象。医院病床数量的减少意味着每张病床负担的患者人数将会增加。2017年，医院医师日均担负诊疗量7.1人次和住院2.6床日，医生的工作负担仍然较重。这可能导致医务人员职业倦怠并增加医生出现医疗差错的可能性。

医疗卫生服务的可及性，也就是在因病需要就医时能否及时得到相应的医疗卫生服务在很大程度上影响了公共医疗公平性。麻宝斌等对七个省市进行问卷调查发现：在就医医院类型上，选择到城市二级医院和农村县级医院受访者的公共医疗公平感更高一些；在就医过程中，如果受访者认为医疗费用太高或者对医生的信任程度较低，就认为当前的公共医疗是不公平的；在基本医疗保障及其满意度上，城镇职工基本医疗保障受访者更倾向于认为公共医疗是不公平的，基本医疗保障能够在现居住地进行结算有助于增强公共医疗公平感，对现有基本医疗保障的满意度越高就更倾向于认为公共医疗是公平的[26]。

蒋翠珍等以"就医距离"为自变量研究其对患者医疗行为的影响，基于 2011 年、2013 年、2015 年 Charls 微观数据开展研究，结果表明：距离对住院费用的影响在 4 公里和 400 公里处存在门槛效应；非理性诊疗行为与住院费用的正相关性在远距离患者（超过 4 公里）中更为强烈，而年龄、收入、性别等特征变量释放的正常医疗需求更突出在近距离患者中。距离衰减效应在 4 公里范围内更为明显，超过 4 公里后非理性住院费用增加。说明保障城乡居民能在 4 公里辐射范围内享受基本医疗卫生服务，不仅有助于提高城乡二元结构医疗公平性，而且可以减少非理性医疗消费行为的发生[27]。

由此可见，在健康中国建设中，医疗服务体系的供给侧结构改革，也是防范过度医疗的重要途径。

参考文献

[1] ［美］罗伯特·汉.疾病与治疗：人类学怎么看 [M].禾木，译.上海：东方出版中心，2010：6-8.

[2] 梁治学，胡燕，何裕民.从"疾病"词源学探析亚健康范畴 [J].中国中医基础医学杂志，2015，(4)：422-423＋431.

[3] 杜慧群.现代疾病观特点的初探 [J].医学与哲学，1982 (6)：39-40.

[4] 巩亚男.中医疾病观视角下的叙事医学 [J].现代中医临床，2016，23 (3)：17-22.

[5] 任思恩.中国汉族儿童青少年生活习惯与体能的关系研究 [D].华东师范大

学，2019.

[6] 田雅婷.从中医角度解读国民健康状态 [N].光明日报，2017-05-19（012）.

[7] 汪檬檬.新疆军区高原边防部队官兵身心健康调查分析及对策思考 [D].第四军医大学，2014.

[8] 张大庆.医学史十五讲 [M].北京：北京大学出版社，2007：130-133.

[9] 王岳，郑培永，刘宝.我国公立医院收入结构变化特征分析 [J].卫生经济研究，2020，37（3）：60-65.

[10] 苏剑楠，王秀峰，王昊.卫生健康规划的内涵和现状研究 [J].卫生经济研究，2020，37（3）：7-10＋16.

[11] И. 别斯图热夫-拉达，立早.居民健康的社会指标 [J].国外社会科学，1985（7）：46-47.

[12] Holmes G P, Kaplan J E, Gantz N M, et al. Chronic fatigue syndrome：a working case definition [J]. Annals of internal medicine, 1988, 108（3）：387-389.

[13] Fukuda K, Straus S E, Hickie I, et al, et al. The chronic fatigue syndrome：a comprehensive approach to its definition and study. International Chronic Fatigue Syndrome Study Group. Ann Intern Med, 1994, 121；953-959.

[14] Strayer D R, Carter W A, Stouch B C, et al. A double-blind, placebo-controlled, randomized, clinical trial of the TLR-3 agonist rintatolimod in severe cases of chronic fatigue syndrome. PLo S One, 2012, 7；e31334.

[15] 鲁迅.鲁迅全集：第 3 卷.北京：人民文学出版社，2005：256.

[16] 余小兰.心理和饮食干预对恶性肿瘤化疗患者护理的作用 [J].中国继续医学教育，2020，17（7）：194-196.

[17] 陈伟伟，高润霖，刘力生，等.中国心血管病报告 2017 概要.中国循环杂志，2018（33）：1-8.

[18] 王丹丹.延续性护理对高血压治疗依从性的影响.中国继续医学教育，2016，8（1）：299.

[19] Jha A K, Joynt K E, Orav E J, et al. The long-term effect of premier pay for performance on patient Outcomes [J]. N Engl J Med, 2012, 366（17）：1606-1615.

[20] 张晓琴，陈洁琼，杨洋，等.服药记录册提高出院患者苏比加群酯服药依从性的效果调查 [J].临床医学工程，2019，26（12）：1747-1748.

[21] 陈莉.农村公共卫生筹资现状分析及对策研究 [D].武汉：华中科技大学，2008.

[22] 刘慧云，韩玉珍，刘国栋，等.经济社会新常态下的过度医疗再探讨 [J].中国医院管理，2017，37（6）：25-26.

[23] 任海丽.浅谈医养结合模式下的过度医疗 [J].临床医药文献电子杂志，2019，（27）：183.

[24] 罗琼.浅谈当今社会的过度医疗问题 [J].辽宁医学院学报（社会科学版），2016，14（2）：17-19.

[25] 朱诗生，汪昕蓉，毛礼厅，等.肿瘤类疾病的过度与错误医疗检查控制机制与模

型的研究 [J].计算机应用研究，2019，36（5）：1428-1432.

[26] 麻宝斌，杜平.医疗卫生服务可及性如何影响民众的公共医疗公平感——基于七省市问卷调查数据的分析 [J].甘肃行政学院学报，2019（1）：56-63.

[27] 蒋翠珍，罗传勇，曾国华.最佳就医距离与医疗公平及非理性医疗行为 [J].江西社会科学，2019（5）：73-84.

附件

相关公民健康的政策法规

附件1 《国务院关于实施健康中国行动的意见》国发〔2019〕13号

各省、自治区、直辖市人民政府，国务院各部委、各直属机构：

人民健康是民族昌盛和国家富强的重要标志，预防是最经济最有效的健康策略。党中央、国务院发布《"健康中国2030"规划纲要》，提出了健康中国建设的目标和任务。党的十九大作出实施健康中国战略的重大决策部署，强调坚持预防为主，倡导健康文明生活方式，预防控制重大疾病。为加快推动从以治病为中心转变为以人民健康为中心，动员全社会落实预防为主方针，实施健康中国行动，提高全民健康水平，现提出以下意见。

一、行动背景

新中国成立后特别是改革开放以来，我国卫生健康事业获得了长足发展，居民主要健康指标总体优于中高收入国家平均水平。随着工业化、城镇化、人口老龄化进程加快，我国居民生产生活方式和疾病谱不断发生变化。心脑血管疾病、癌症、慢性呼吸系统疾病、糖尿病等慢性非传染性疾病导致的死亡人数占总死亡人数的88%，导致的疾病负担占疾病总负担的70%以上。居民健康知识知晓率偏低，吸烟、过量饮酒、缺乏锻炼、不合理膳食等不健康生活方式比较普遍，由此引起的疾病问题日益突出。肝炎、结核病、艾滋病等重大传染病防控形势仍然严峻，精神卫生、职业健康、地方病等方面问题不容忽视。

为坚持预防为主，把预防摆在更加突出的位置，积极有效应对当前突出健康问题，必须关口前移，采取有效干预措施，细化落实《"健康中国2030"规划纲要》对普及健康生活、优化健康服务、建设健康环境等部署，聚焦当前和今后一段时期内影响人民健康的重大疾病和突出问题，实施疾病预防和健康促进的中长期行动，健全全社会落实预防为主的制度体系，持之以恒加以推进，努力使群众不生病、少生病，提高生活质量。

二、总体要求

（一）指导思想

以习近平新时代中国特色社会主义思想为指导，全面贯彻党的十九大和十九届二中、三中全会精神，坚持以人民为中心的发展思想，坚持改革创新，贯彻新时代卫生与健康工作方针，强化政府、社会、个人责任，加快推动卫生健康工作理念、服务方式从以治病为中心转变为以人民健康为中心，建立健全健康教育体系，普及健康知识，引导群众建立正确健康观，加强早期干预，形成有利于健康的生活方式、生态环境和社会环境，延长健康寿命，为全方位全周期保障人民健康、建设健康中国奠定坚实基础。

（二）基本原则

普及知识、提升素养。把提升健康素养作为增进全民健康的前提，根据不同人群特点有针对性地加强健康教育与促进，让健康知识、行为和技能成为全民普遍具备的素质和能力，实现健康素养人人有。

自主自律、健康生活。倡导每个人是自己健康第一责任人的理念，激发居民热爱健康、追求健康的热情，养成符合自身和家庭特点的健康生活方式，合理膳食、科学运动、戒烟限酒、心理平衡，实现健康生活少生病。

早期干预、完善服务。对主要健康问题及影响因素尽早采取有效干预措施，完善防治策略，推动健康服务供给侧结构性改革，提供系统连续的预防、治疗、康复、健康促进一体化服务，加强医疗保障政策与健康服务的衔接，实现早诊早治早康复。

全民参与、共建共享。强化跨部门协作，鼓励和引导单位、社区（村）、家庭和个人行动起来，形成政府积极主导、社会广泛动员、人人尽责尽力的良好局面，实现健康中国行动齐参与。

（三）总体目标

到 2022 年，健康促进政策体系基本建立，全民健康素养水平稳步提高，健康生活方式加快推广，重大慢性病发病率上升趋势得到遏制，重点传染病、严重精神障碍、地方病、职业病得到有效防控，致残和死亡风险逐步降低，重点人群健康状况显著改善。

到 2030 年，全民健康素养水平大幅提升，健康生活方式基本普及，居民主要健康影响因素得到有效控制，因重大慢性病导致的过早死亡率明显降低，人均健康预期寿命得到较大提高，居民主要健康指标水平进入高收入国家行列，健康公平基本实现。

三、主要任务

（一）全方位干预健康影响因素

1.实施健康知识普及行动。维护健康需要掌握健康知识。面向家庭和个人普及预防疾病、早期发现、紧急救援、及时就医、合理用药等维护健康的知识与技能。建立并完善健康科普专家库和资源库，构建健康科普知识发布和传播机制。强化医疗卫生机构和医务人员开展健康促进与教育的激励约束。鼓励各级电台电视台和其他媒体开办优质健康科普节目。到 2022 年和 2030 年，全国居民健康素养水平分别不低于 22％和 30％。

2.实施合理膳食行动。合理膳食是健康的基础。针对一般人群、特定人群和家庭，聚焦食堂、餐厅等场所，加强营养和膳食指导。鼓励全社会参与减盐、减油、减糖，研究完善盐、油、糖包装标准。修订预包装食品营养标签通则，推进食品营养标准体系建设。实施贫困地区重点人群营养干预。到 2022 年和 2030 年，成人肥胖增长率持续减缓，5 岁以下儿童生长迟缓率分别低于 7％和 5％。

3.实施全民健身行动。生命在于运动，运动需要科学。为不同人群提供针对性的运动健身方案或运动指导服务。努力打造百姓身边健身组织和"15 分钟健身圈"。推进公共体育设施免费或低收费开放。推动形成体医结合的疾病管理和健康服务模式。把高校学生体质健康状况纳入对高校的考核评价。到 2022 年和 2030 年，城乡居民达到《国民体质测定标准》合格以上的人数比例分别不少于 90.86％和 92.17％，经常参加体育锻炼人数比例达到 37％及以上和 40％及以上。

4.实施控烟行动。吸烟严重危害人民健康。推动个人和家庭充分了解吸烟和二手烟暴露的严重危害。鼓励领导干部、医务人员和教师发挥控烟引领作用。把各级党政机关建设成无烟机关。研究利用税收、价格调节等综合手段，提高控烟成效。完善卷烟包装烟草危害警示内容和形式。到2022年和2030年，全面无烟法规保护的人口比例分别达到30%及以上和80%及以上。

5. 实施心理健康促进行动。心理健康是健康的重要组成部分。通过心理健康教育、咨询、治疗、危机干预等方式，引导公众科学缓解压力，正确认识和应对常见精神障碍及心理行为问题。健全社会心理服务网络，加强心理健康人才培养。建立精神卫生综合管理机制，完善精神障碍社区康复服务。到2022年和2030年，居民心理健康素养水平提升到20%和30%，心理相关疾病发生的上升趋势减缓。

6. 实施健康环境促进行动。良好的环境是健康的保障。向公众、家庭、单位（企业）普及环境与健康相关的防护和应对知识。推进大气、水、土壤污染防治。推进健康城市、健康村镇建设。建立环境与健康的调查、监测和风险评估制度。采取有效措施预防控制环境污染相关疾病、道路交通伤害、消费品质量安全事故等。到2022年和2030年，居民饮用水水质达标情况明显改善，并持续改善。

（二）维护全生命周期健康

7. 实施妇幼健康促进行动。孕产期和婴幼儿时期是生命的起点。针对婚前、孕前、孕期、儿童等阶段特点，积极引导家庭科学孕育和养育健康新生命，健全出生缺陷防治体系。加强儿童早期发展服务，完善婴幼儿照护服务和残疾儿童康复救助制度。促进生殖健康，推进农村妇女宫颈癌和乳腺癌检查。到2022年和2030年，婴儿死亡率分别控制在7.5‰及以下和5‰及以下，孕产妇死亡率分别下降到 18/10 万及以下和 12/10 万及以下。

8.实施中小学健康促进行动。中小学生处于成长发育的关键阶段。动员家庭、学校和社会共同维护中小学生身心健康。引导学生从小养成健康生活习惯，锻炼健康体魄，预防近视、肥胖等疾病。中小学校按规定开齐开足体育与健康课程。把学生体质健康状况纳入对学校的绩效考核，结合学生年龄特点，以多种方式对学生健康知识进行考试考查，将体育纳入高中学业水平测试。到 2022 年和 2030 年，国家学生体质健康标准达标优良率分别达到 50% 及以上和 60% 及以上，全国儿童青少年总体近视率力争每年降低 0.5 个百分点以上，新发近视率明显下降。

9.实施职业健康保护行动。劳动者依法享有职业健康保护的权利。针对不同职业人群，倡导健康工作方式，落实用人单位主体责任和政府监管责任，预防和控制职业病危害。完善职业病防治法规标准体系。鼓励用人单位开展职工健康管理。加强尘肺病等职业病救治保障。到 2022 年和 2030 年，接尘工龄不足 5 年的劳动者新发尘肺病报告例数占年度报告总例数的比例实现明显下降，并持续下降。

10.实施老年健康促进行动。老年人健康快乐是社会文明进步的重要标志。面向老年人普及膳食营养、体育锻炼、定期体检、健康管理、心理健康以及合理用药等知识。健全老年健康服务体系，完善居家和社区养老政策，推进医养结合，探索长期护理保险制度，打造老年宜居环境，实现健康老龄化。到 2022 年和 2030 年，65 至 74 岁老年人失能发生率有所下降，65 岁及以上人群老年期痴呆患病率增速下降。

（三）防控重大疾病

11.实施心脑血管疾病防治行动。心脑血管疾病是我国居民第一位死亡原因。引导居民学习掌握心肺复苏等自救互救知识技能。对高危人群和患者开展生活方式指导。全面落实 35 岁以上人群首诊测血压制度，加强高血压、高血糖、血脂异常的规范管理。提高院前急救、静脉溶栓、动脉取栓等应急处置能力。到 2022 年和 2030 年，心脑血管疾病死亡率分别下降到 209.7/10 万及以下和 190.7/10 万及以下。

12.实施癌症防治行动。癌症严重影响人民健康。倡导积极预防癌症，推进早筛查、早诊断、早治疗，降低癌症发病率和死亡率，提高患者生存质量。有序扩大癌症筛查范围。推广应用常见癌症诊疗规范。提升中西部地区及基层癌症诊疗能力。加强癌症防治科技攻关。加快临床急需药物审评审批。到 2022 年和 2030 年，总体癌症 5 年生存率分别不低于 43.3％和 46.6％。

13.实施慢性呼吸系统疾病防治行动。慢性呼吸系统疾病严重影响患者生活质量。引导重点人群早期发现疾病，控制危险因素，预防疾病发生发展。探索高危人群首诊测量肺功能、40 岁及以上人群体检检测肺功能。加强慢阻肺患者健康管理，提高基层医疗卫生机构肺功能检查能力。到 2022 年和 2030 年，70 岁及以下人群慢性呼吸系统疾病死亡率下降到 9/10 万及以下和 8.1/10 万及以下。

14.实施糖尿病防治行动。我国是糖尿病患病率增长最快的国家之一。提示居民关注血糖水平，引导糖尿病前期人群科学降低发病风险，指导糖尿病患者加强健康管理，延迟或预防糖尿病的发生发展。加强对糖尿病患者和高危人群的健康管理，促进基层糖尿病及并发症筛查标准化和诊疗规范化。到 2022 年和 2030 年，糖尿病患者规范管理率分别达到 60％及以上和 70％及以上。

15.实施传染病及地方病防控行动。传染病和地方病是重大公共卫生问题。引导居民提高自我防范意识，讲究个人卫生，预防疾病。充分认识疫苗对预防疾病的重要作用。倡导高危人群在流感流行季节前接种流感疫苗。加强艾滋病、病毒性肝炎、结核病等重大传染病防控，努力控制和降低传染病流行水平。强化寄生虫病、饮水型燃煤型氟砷中毒、大骨节病、氟骨症等地方病防治，控制和消除重点地方病。到 2022 年和 2030 年，以乡（镇、街道）为单位，适龄儿童免疫规划疫苗接种率保持在 90% 以上。

四、组织实施

（一）加强组织领导

国家层面成立健康中国行动推进委员会，制定印发《健康中国行动（2019—2030 年）》，细化上述 15 个专项行动的目标、指标、任务和职责分工，统筹指导各地区各相关部门加强协作，研究疾病的综合防治策略，做好监测考核。要根据医学进步和相关技术发展等情况，适时组织修订完善《健康中国行动（2019—2030 年）》内容。各地区要结合实际健全领导推进工作机制，研究制定实施方案，逐项抓好任务落实。各相关部门要按照职责分工，将预防为主、防病在先融入各项政策举措中，研究具体政策措施，推动落实重点任务。

（二）动员各方广泛参与

凝聚全社会力量，形成健康促进的强大合力。鼓励个人和家庭积极参与健康中国行动，落实个人健康责任，养成健康生活方式。各单位特别是各学校、各社区（村）要充分挖掘和利用自身资源，积极开展健康细胞工程建设，创造健康支持性环境。鼓励企业研发生产符合健康需求的产品，增加健康产品供给，国有企业特别是中央企业要作出表率。鼓励社会捐资，依托社会力量依法成立健康中国行动基金会，形成资金来源多元化的保障机制。鼓励金融机构创新健康类产品和服务。卫生健康相关行业学会、协会和群团组织以及其他社会组织要充分发挥作用，指导、组织健康促进和健康科普工作。

（三）健全支撑体系

加强公共卫生体系建设和人才培养，提高疾病防治和应急处置能力。加强财政支持，强化资金统筹，优化资源配置，提高基本公共卫生服务项目、重大公共卫生服务项目资金使用的针对性和有效性。加强科技支撑，开展一批影响健康因素和疑难重症诊疗攻关重大课题研究，国家科技重大专项、重点研发计划要给予支持。完善相关法律法规体系，开展健康政策审查，保障各项任务落实和目标实现。强化信息支撑，推动部门和区域间共享健康相关信息。

（四）注重宣传引导

采取多种形式，强化舆论宣传，及时发布政策解读，回应社会关切。设立健康中国行动专题网站，大力宣传实施健康中国行动、促进全民健康的重大意义、目标任务和重大举措。编制群众喜闻乐见的解读材料和文艺作品，以有效方式引导群众了解和掌握必备健康知识，践行健康生活方式。加强科学引导和典型报道，增强社会的普遍认知，营造良好的社会氛围。

国务院
2019 年 6 月 24 日

附件2 《"健康中国 2030"规划纲要》（以下简称《纲要》）

序　言

　　健康是促进人的全面发展的必然要求，是经济社会发展的基础条件。实现国民健康长寿，是国家富强、民族振兴的重要标志，也是全国各族人民的共同愿望。

　　党和国家历来高度重视人民健康。新中国成立以来特别是改革开放以来，我国健康领域改革发展取得显著成就，城乡环境面貌明显改善，全民健身运动蓬勃发展，医疗卫生服务体系日益健全，人民健康水平和身体素质持续提高。2015 年我国人均预期寿命已达 76.34 岁，婴儿死亡率、5 岁以下儿童死亡率、孕产妇死亡率分别下降到 8.1‰、10.7‰和 20.1/10 万，总体上优于中高收入国家平均水平，为全面建成小康社会奠定了重要基础。同时，工业化、城镇化、人口老龄化、疾病谱变化、生态环境及生活方式变化等，也给维护和促进健康带来一系列新的挑战，健康服务供给总体不足与需求不断增长之间的矛盾依然突出，健康领域发展与经济社会发展的协调性有待增强，需要从国家战略层面统筹解决关系健康的重大和长远问题。

　　推进健康中国建设，是全面建成小康社会、基本实现社会主义现代化的重要基础，是全面提升中华民族健康素质、实现人民健康与经济社会协调发展的国家战略，是积极参与全球健康治理、履行 2030 年可持续发展议程国际承诺的重大举措。未来 15 年，是推进健康中国建设的重要战略机遇期。经济保持中高速增长将为维护人民健康奠定坚实基础，消费结构升级将为发展健康服务创造广阔空间，科技创新将为提高健康水平提供有力支撑，各方面制度更加成熟更加定型将为健康领域可持续发展构建强大保障。

为推进健康中国建设，提高人民健康水平，根据党的十八届五中全会战略部署，制定本规划纲要。本规划纲要是推进健康中国建设的宏伟蓝图和行动纲领。全社会要增强责任感、使命感，全力推进健康中国建设，为实现中华民族伟大复兴和推动人类文明进步作出更大贡献。

第一篇　总体战略

第一章　指导思想

推进健康中国建设，必须高举中国特色社会主义伟大旗帜，全面贯彻党的十八大和十八届三中、四中、五中全会精神，以马克思列宁主义、毛泽东思想、邓小平理论、"三个代表"重要思想、科学发展观为指导，深入学习贯彻习近平总书记系列重要讲话精神，紧紧围绕统筹推进"五位一体"总体布局和协调推进"四个全面"战略布局，认真落实党中央、国务院决策部署，坚持以人民为中心的发展思想，牢固树立和贯彻落实新发展理念，坚持正确的卫生与健康工作方针，以提高人民健康水平为核心，以体制机制改革创新为动力，以普及健康生活、优化健康服务、完善健康保障、建设健康环境、发展健康产业为重点，把健康融入所有政策，加快转变健康领域发展方式，全方位、全周期维护和保障人民健康，大幅提高健康水平，显著改善健康公平，为实现"两个一百年"奋斗目标和中华民族伟大复兴的中国梦提供坚实健康基础。

主要遵循以下原则：

——健康优先。把健康摆在优先发展的战略地位，立足国情，将促进健康的理念融入公共政策制定实施的全过程，加快形成有利于健康的生活方式、生态环境和经济社会发展模式，实现健康与经济社会良性协调发展。

——改革创新。坚持政府主导，发挥市场机制作用，加快关键环节改革步伐，冲破思想观念束缚，破除利益固化藩篱，清除体制机制障碍，发挥科技创新和信息化的引领支撑作用，形成具有中国特色、促进全民健康的制度体系。

——科学发展。把握健康领域发展规律，坚持预防为主、防治结合、中西医并重，转变服务模式，构建整合型医疗卫生服务体系，推动健康服务从规模扩张的粗放型发展转变到质量效益提升的绿色集约式发展，推动中医药和西医药相互补充、协调发展，提升健康服务水平。

——公平公正。以农村和基层为重点，推动健康领域基本公共服务均等化，维护基本医疗卫生服务的公益性，逐步缩小城乡、地区、人群间基本健康服务和健康水平的差异，实现全民健康覆盖，促进社会公平。

第二章　战略主题

"共建共享、全民健康"，是建设健康中国的战略主题。核心是以人民健康为中心，坚持以基层为重点，以改革创新为动力，预防为主，中西医并重，把健康融入所有政策，人民共建共享的卫生与健康工作方针，针对生活行为方式、生产生活环境以及医疗卫生服务等健康影响因素，坚持政府主导与调动社会、个人的积极性相结合，推动人人参与、人人尽力、人人享有，落实预防为主，推行健康生活方式，减少疾病发生，强化早诊断、早治疗、早康复，实现全民健康。

共建共享是建设健康中国的基本路径。从供给侧和需求侧两端发力，统筹社会、行业和个人三个层面，形成维护和促进健康的强大合力。要促进全社会广泛参与，强化跨部门协作，深化军民融合发展，调动社会力量的积极性和创造性，加强环境治理，保障食品药品安全，预防和减少伤害，有效控制影响健康的生态和社会环境危险因素，形成多层次、多元化的社会共治格局。要推动健康服务供给侧结构性改革，卫生计生、体育等行业要主动适应人民健康需求，深化体制机制改革，优化要素配置和服务供给，补齐发展短板，推动健康产业转型升级，满足人民群众不断增长的健康需求。要强化个人健康责任，提高全民健康素养，引导形成自主自律、符合自身特点的健康生活方式，有效控制影响健康的生活行为因素，形成热爱健康、追求健康、促进健康的社会氛围。

全民健康是建设健康中国的根本目的。立足全人群和全生命周期两个着力点，提供公平可及、系统连续的健康服务，实现更高水平的全民健康。要惠及全人群，不断完善制度、扩展服务、提高质量，使全体人民享有所需要的、有质量的、可负担的预防、治疗、康复、健康促进等健康服务，突出解决好妇女儿童、老年人、残疾人、低收入人群等重点人群的健康问题。要覆盖全生命周期，针对生命不同阶段的主要健康问题及主要影响因素，确定若干优先领域，强化干预，实现从胎儿到生命终点的全程健康服务和健康保障，全面维护人民健康。

第三章　战略目标

到 2020 年，建立覆盖城乡居民的中国特色基本医疗卫生制度，健康素养水平持续提高，健康服务体系完善高效，人人享有基本医疗卫生服务和基本体育健身服务，基本形成内涵丰富、结构合理的健康产业体系，主要健康指标居于中高收入国家前列。

到 2030 年，促进全民健康的制度体系更加完善，健康领域发展更加协调，健康生活方式得到普及，健康服务质量和健康保障水平不断提高，健康产业繁荣发展，基本实现健康公平，主要健康指标进入高收入国家行列。到 2050 年，建成与社会主义现代化国家相适应的健康国家。

到 2030 年具体实现以下目标：

——人民健康水平持续提升。人民身体素质明显增强，2030年人均预期寿命达到 79.0 岁，人均健康预期寿命显著提高。

——主要健康危险因素得到有效控制。全民健康素养大幅提高，健康生活方式得到全面普及，有利于健康的生产生活环境基本形成，食品药品安全得到有效保障，消除一批重大疾病危害。

——健康服务能力大幅提升。优质高效的整合型医疗卫生服务体系和完善的全民健身公共服务体系全面建立，健康保障体系进一步完善，健康科技创新整体实力位居世界前列，健康服务质量和水平明显提高。

——健康产业规模显著扩大。建立起体系完整、结构优化的健康产业体系，形成一批具有较强创新能力和国际竞争力的大型企业，成为国民经济支柱性产业。

——促进健康的制度体系更加完善。有利于健康的政策法律法规体系进一步健全，健康领域治理体系和治理能力基本实现现代化。

健康中国建设主要指标

领域：健康水平　指标：人均预期寿命（岁）　2015 年：76.34　2020 年：77.3　2030 年：79.0

领域：健康水平　指标：婴儿死亡率（‰）　2015 年：8.1　2020 年：7.5　2030 年：5.0

领域：健康水平　指标：5 岁以下儿童死亡率（‰）　2015年：10.7　2020 年：9.5　2030 年：6.0

领域：健康水平　指标：孕产妇死亡率（1/10 万）　2015 年：20.1　2020 年：18.0　2030 年：12.0

领域：健康水平　指标：城乡居民达到《国民体质测定标准》

合格以上的人数比例（％）　　2015 年：89.6（2014 年）　　2020 年：90.6　2030 年：92.2

领域：健康生活　　指标：居民健康素养水平（％）　　2015 年：10　2020 年：20　2030 年：30

领域：健康生活　　指标：经常参加体育锻炼人数（亿人）2015 年：3.6（2014 年）　2020 年：4.35　2030 年：5.3

领域：健康服务与保障　　指标：重大慢性病过早死亡率（％）2015 年：19.1（2013 年）　2020 年：比 2015 年降低 10％2030 年：比 2015 年降低 30％

领域：健康服务与保障　　指标：每千常住人口执业（助理）医师数（人）　　2015 年：2.2　2020 年：2.5　2030 年：3.0

领域：健康服务与保障　　指标：个人卫生支出占卫生总费用的比重（％）　　2015 年：29.3　2020 年：28 左右　2030 年：25 左右

领域：健康环境　　指标：地级及以上城市空气质量优良天数比率（％）　　2015 年：76.7　2020 年：＞80　2030 年：持续改善

领域：健康环境　　指标：地表水质量达到或好于Ⅲ类水体比例（％）　　2015 年：66　2020 年：＞70　2030 年：持续改善

领域：健康产业　　指标：健康服务业总规模（万亿元）　　2015 年：—　2020 年：＞8　2030 年：16

第二篇　普及健康生活

第四章　加强健康教育

第一节　提高全民健康素养

推进全民健康生活方式行动，强化家庭和高危个体健康生活方式指导及干预，开展健康体重、健康口腔、健康骨骼等专项行动，到2030年基本实现以县（市、区）为单位全覆盖。开发推广促进健康生活的适宜技术和用品。建立健康知识和技能核心信息发布制度，健全覆盖全国的健康素养和生活方式监测体系。建立健全健康促进与教育体系，提高健康教育服务能力，从小抓起，普及健康科学知识。加强精神文明建设，发展健康文化，移风易俗，培育良好的生活习惯。各级各类媒体加大健康科学知识宣传力度，积极建设和规范各类广播电视等健康栏目，利用新媒体拓展健康教育。

第二节　加大学校健康教育力度

将健康教育纳入国民教育体系，把健康教育作为所有教育阶段素质教育的重要内容。以中小学为重点，建立学校健康教育推进机制。构建相关学科教学与教育活动相结合、课堂教育与课外实践相结合、经常性宣传教育与集中式宣传教育相结合的健康教育模式。培养健康教育师资，将健康教育纳入体育教师职前教育和职后培训内容。

第五章　塑造自主自律的健康行为

第一节　引导合理膳食

制定实施国民营养计划，深入开展食物（农产品、食品）营养功能评价研究，全面普及膳食营养知识，发布适合不同人群特点的膳食指南，引导居民形成科学的膳食习惯，推进健康饮食文化建设。建立健全居民营养监测制度，对重点区域、重点人群实施营养干预，重点解决微量营养素缺乏、部分人群油脂等高热能食物摄入过多等问题，逐步解决居民营养不足与过剩并存问题。实施临床营养干预。加强对学校、幼儿园、养老机构等营养健康工作的指导。开展示范健康食堂和健康餐厅建设。到2030年，居民营养知识素养明显提高，营养缺乏疾病发生率显著下降，全国人均每日食盐摄入量降低 20％，超重、肥胖人口增长速度明显放缓。

第二节　开展控烟限酒

全面推进控烟履约，加大控烟力度，运用价格、税收、法律等手段提高控烟成效。深入开展控烟宣传教育。积极推进无烟环境建设，强化公共场所控烟监督执法。推进公共场所禁烟工作，逐步实现室内公共场所全面禁烟。领导干部要带头在公共场所禁烟，把党政机关建成无烟机关。强化戒烟服务。到 2030 年，15 岁以上人群吸烟率降低到 20％。加强限酒健康教育，控制酒精过度使用，减少酗酒。加强有害使用酒精监测。

第三节　促进心理健康

加强心理健康服务体系建设和规范化管理。加大全民心理健康科普宣传力度，提升心理健康素养。加强对抑郁症、焦虑症等常见精神障碍和心理行为问题的干预，加大对重点人群心理问题早期发现和及时干预力度。加强严重精神障碍患者报告登记和救治救助管理。全面推进精神障碍社区康复服务。提高突发事件心理危机的干预能力和水平。到 2030 年，常见精神障碍防治和心理行为问题识别干预水平显著提高。

第四节　减少不安全性行为和毒品危害

强化社会综合治理，以青少年、育龄妇女及流动人群为重点，开展性道德、性健康和性安全宣传教育和干预，加强对性传播高危行为人群的综合干预，减少意外妊娠和性相关疾病传播。大力普及有关毒品危害、应对措施和治疗途径等知识。加强全国戒毒医疗服务体系建设，早发现、早治疗成瘾者。加强戒毒药物维持治疗与社区戒毒、强制隔离戒毒和社区康复的衔接。建立集生理脱毒、心理康复、就业扶持、回归社会于一体的戒毒康复模式，最大限度减少毒品社会危害。

第六章　提高全民身体素质

第一节　完善全民健身公共服务体系

统筹建设全民健身公共设施，加强健身步道、骑行道、全民健身中心、体育公园、社区多功能运动场等场地设施建设。到2030年，基本建成县乡村三级公共体育设施网络，人均体育场地面积不低于2.3平方米，在城镇社区实现15分钟健身圈全覆盖。推行公共体育设施免费或低收费开放，确保公共体育场地设施和符合开放条件的企事业单位体育场地设施全部向社会开放。加强全民健身组织网络建设，扶持和引导基层体育社会组织发展。

第二节　广泛开展全民健身运动

继续制定实施全民健身计划，普及科学健身知识和健身方法，推动全民健身生活化。组织社会体育指导员广泛开展全民健身指导服务。实施国家体育锻炼标准，发展群众健身休闲活动，丰富和完善全民健身体系。大力发展群众喜闻乐见的运动项目，鼓励开发适合不同人群、不同地域特点的特色运动项目，扶持推广太极拳、健身气功等民族民俗民间传统运动项目。

第三节　加强体医融合和非医疗健康干预

发布体育健身活动指南，建立完善针对不同人群、不同环境、不同身体状况的运动处方库，推动形成体医结合的疾病管理与健康服务模式，发挥全民科学健身在健康促进、慢性病预防和康复等方面的积极作用。加强全民健身科技创新平台和科学健身指导服务站点建设。开展国民体质测试，完善体质健康监测体系，开发应用国民体质健康监测大数据，开展运动风险评估。

第四节　促进重点人群体育活动

制定实施青少年、妇女、老年人、职业群体及残疾人等特殊群体的体质健康干预计划。实施青少年体育活动促进计划，培育青少年体育爱好，基本实现青少年熟练掌握 1 项以上体育运动技能，确保学生校内每天体育活动时间不少于 1 小时。到 2030 年，学校体育场地设施与器材配置达标率达到 100％，青少年学生每周参与体育活动达到中等强度 3 次以上，国家学生体质健康标准达标优秀率25％以上。加强科学指导，促进妇女、老年人和职业群体积极参与全民健身。实行工间健身制度，鼓励和支持新建工作场所建设适当的健身活动场地。推动残疾人康复体育和健身体育广泛开展。

第三篇　优化健康服务

第七章　强化覆盖全民的公共卫生服务

第一节　防治重大疾病

实施慢性病综合防控战略，加强国家慢性病综合防控示范区建设。强化慢性病筛查和早期发现，针对高发地区重点癌症开展早诊早治工作，推动癌症、脑卒中、冠心病等慢性病的机会性筛查。基本实现高血压、糖尿病患者管理干预全覆盖，逐步将符合条件的癌症、脑卒中等重大慢性病早诊早治适宜技术纳入诊疗常规。加强学生近视、肥胖等常见病防治。到 2030 年，实现全人群、全生命周期的慢性病健康管理，总体癌症 5 年生存率提高 15％。加强口腔卫生，12 岁儿童患龋率控制在 25％以内。

加强重大传染病防控。完善传染病监测预警机制。继续实施扩大国家免疫规划，适龄儿童国家免疫规划疫苗接种率维持在较高水平，建立预防接种异常反应补偿保险机制。加强艾滋病检测、抗病毒治疗和随访管理，全面落实临床用血核酸检测和预防艾滋病母婴传播，疫情保持在低流行水平。建立结核病防治综合服务模式，加强耐多药肺结核筛查和监测，规范肺结核诊疗管理，全国肺结核疫情持续下降。有效应对流感、手足口病、登革热、麻疹等重点传染病疫情。继续坚持以传染源控制为主的血吸虫病综合防治策略，全国所有流行县达到消除血吸虫病标准。继续巩固全国消除疟疾成果。全国所有流行县基本控制包虫病等重点寄生虫病流行。保持控制和消除重点地方病，地方病不再成为危害人民健康的重点问题。加强突发急性传染病防治，积极防范输入性突发急性传染病，加强鼠疫等传统烈性传染病防控。强化重大动物源性传染病的源头治理。

第二节　完善计划生育服务管理

健全人口与发展的综合决策体制机制，完善有利于人口均衡发展的政策体系。改革计划生育服务管理方式，更加注重服务家庭，构建以生育支持、幼儿养育、青少年发展、老人赡养、病残照料为主题的家庭发展政策框架，引导群众负责任、有计划地生育。完善国家计划生育技术服务政策，加大再生育计划生育技术服务保障力度。全面推行知情选择，普及避孕节育和生殖健康知识。完善计划生育家庭奖励扶助制度和特别扶助制度，实行奖励扶助金标准动态调整。坚持和完善计划生育目标管理责任制，完善宣传倡导、依法管理、优质服务、政策推动、综合治理的计划生育长效工作机制。建立健全出生人口监测工作机制。继续开展出生人口性别比治理。到 2030 年，全国出生人口性别比实现自然平衡。

第三节　推进基本公共卫生服务均等化

继续实施完善国家基本公共卫生服务项目和重大公共卫生服务项目，加强疾病经济负担研究，适时调整项目经费标准，不断丰富和拓展服务内容，提高服务质量，使城乡居民享有均等化的基本公共卫生服务，做好流动人口基本公共卫生计生服务均等化工作。

第八章　提供优质高效的医疗服务

第一节　完善医疗卫生服务体系

全面建成体系完整、分工明确、功能互补、密切协作、运行高效的整合型医疗卫生服务体系。县和市域内基本医疗卫生资源按常住人口和服务半径合理布局，实现人人享有均等化的基本医疗卫生服务；省级及以上分区域统筹配置，整合推进区域医疗资源共享，基本实现优质医疗卫生资源配置均衡化，省域内人人享有均质化的危急重症、疑难病症诊疗和专科医疗服务；依托现有机构，建设一批引领国内、具有全球影响力的国家级医学中心，建设一批区域医学中心和国家临床重点专科群，推进京津冀、长江经济带等区域医疗卫生协同发展，带动医疗服务区域发展和整体水平提升。加强康复、老年病、长期护理、慢性病管理、安宁疗护等接续性医疗机构建设。实施健康扶贫工程，加大对中西部贫困地区医疗卫生机构建设支持力度，提升服务能力，保障贫困人口健康。到2030年，15分钟基本医疗卫生服务圈基本形成，每千常住人口注册护士数达到4.7人。

第二节　创新医疗卫生服务供给模式

建立专业公共卫生机构、综合和专科医院、基层医疗卫生机构"三位一体"的重大疾病防控机制，建立信息共享、互联互通机制，推进慢性病防、治、管整体融合发展，实现医防结合。建立不同层级、不同类别、不同举办主体医疗卫生机构间目标明确、权责清晰的分工协作机制，不断完善服务网络、运行机制和激励机制，基层普遍具备居民健康守门人的能力。完善家庭医生签约服务，全面建立成熟完善的分级诊疗制度，形成基层首诊、双向转诊、上下联动、急慢分治的合理就医秩序，健全治疗—康复—长期护理服务链。引导三级公立医院逐步减少普通门诊，重点发展危急重症、疑难病症诊疗。完善医疗联合体、医院集团等多种分工协作模式，提高服务体系整体绩效。加快医疗卫生领域军民融合，积极发挥军队医疗卫生机构作用，更好为人民服务。

第三节　提升医疗服务水平和质量

建立与国际接轨、体现中国特色的医疗质量管理与控制体系，基本健全覆盖主要专业的国家、省、市三级医疗质量控制组织，推出一批国际化标准规范。建设医疗质量管理与控制信息化平台，实现全行业全方位精准、实时管理与控制，持续改进医疗质量和医疗安全，提升医疗服务同质化程度，再住院率、抗菌药物使用率等主要医疗服务质量指标达到或接近世界先进水平。全面实施临床路径管理，规范诊疗行为，优化诊疗流程，增强患者就医获得感。推进合理用药，保障临床用血安全，基本实现医疗机构检查、检验结果互认。加强医疗服务人文关怀，构建和谐医患关系。依法严厉打击涉医违法犯罪行为特别是伤害医务人员的暴力犯罪行为，保护医务人员安全。

第九章　充分发挥中医药独特优势

第一节　提高中医药服务能力

实施中医临床优势培育工程，强化中医药防治优势病种研究，加强中西医结合，提高重大疑难病、危急重症临床疗效。大力发展中医非药物疗法，使其在常见病、多发病和慢性病防治中发挥独特作用。发展中医特色康复服务。健全覆盖城乡的中医医疗保健服务体系。在乡镇卫生院和社区卫生服务中心建立中医馆、国医堂等中医综合服务区，推广适宜技术，所有基层医疗卫生机构都能够提供中医药服务。促进民族医药发展。到 2030 年，中医药在治未病中的主导作用、在重大疾病治疗中的协同作用、在疾病康复中的核心作用得到充分发挥。

第二节　发展中医养生保健治未病服务

实施中医治未病健康工程，将中医药优势与健康管理结合，探索融健康文化、健康管理、健康保险为一体的中医健康保障模式。鼓励社会力量举办规范的中医养生保健机构，加快养生保健服务发展。拓展中医医院服务领域，为群众提供中医健康咨询评估、干预调理、随访管理等治未病服务。鼓励中医医疗机构、中医医师为中医养生保健机构提供保健咨询和调理等技术支持。开展中医中药中国行活动，大力传播中医药知识和易于掌握的养生保健技术方法，加强中医药非物质文化遗产的保护和传承运用，实现中医药健康养生文化创造性转化、创新性发展。

第三节　推进中医药继承创新

实施中医药传承创新工程，重视中医药经典医籍研读及挖掘，全面系统继承历代各家学术理论、流派及学说，不断弘扬当代名老中医药专家学术思想和临床诊疗经验，挖掘民间诊疗技术和方药，推进中医药文化传承与发展。建立中医药传统知识保护制度，制定传统知识保护名录。融合现代科技成果，挖掘中药方剂，加强重大疑难疾病、慢性病等中医药防治技术和新药研发，不断推动中医药理论与实践发展。发展中医药健康服务，加快打造全产业链服务的跨国公司和国际知名的中国品牌，推动中医药走向世界。保护重要中药资源和生物多样性，开展中药资源普查及动态监测。建立大宗、道地和濒危药材种苗繁育基地，提供中药材市场动态监测信息，促进中药材种植业绿色发展。

第十章　加强重点人群健康服务

第一节　提高妇幼健康水平

实施母婴安全计划，倡导优生优育，继续实施住院分娩补助制度，向孕产妇免费提供生育全过程的基本医疗保健服务。加强出生缺陷综合防治，构建覆盖城乡居民，涵盖孕前、孕期、新生儿各阶段的出生缺陷防治体系。实施健康儿童计划，加强儿童早期发展，加强儿科建设，加大儿童重点疾病防治力度，扩大新生儿疾病筛查，继续开展重点地区儿童营养改善等项目。提高妇女常见病筛查率和早诊早治率。实施妇幼健康和计划生育服务保障工程，提升孕产妇和新生儿危急重症救治能力。

第二节　促进健康老龄化

推进老年医疗卫生服务体系建设，推动医疗卫生服务延伸至社区、家庭。健全医疗卫生机构与养老机构合作机制，支持养老机构开展医疗服务。推进中医药与养老融合发展，推动医养结合，为老年人提供治疗期住院、康复期护理、稳定期生活照料、安宁疗护一体化的健康和养老服务，促进慢性病全程防治管理服务同居家、社区、机构养老紧密结合。鼓励社会力量兴办医养结合机构。加强老年常见病、慢性病的健康指导和综合干预，强化老年人健康管理。推动开展老年心理健康与关怀服务，加强老年痴呆症等的有效干预。推动居家老人长期照护服务发展，全面建立经济困难的高龄、失能老人补贴制度，建立多层次长期护理保障制度。进一步完善政策，使老年人更便捷获得基本药物。

第三节　维护残疾人健康

制定实施残疾预防和残疾人康复条例。加大符合条件的低收入残疾人医疗救助力度，将符合条件的残疾人医疗康复项目按规定纳入基本医疗保险支付范围。建立残疾儿童康复救助制度，有条件的地方对残疾人基本型辅助器具给予补贴。将残疾人康复纳入基本公共服务，实施精准康复，为城乡贫困残疾人、重度残疾人提供基本康复服务。完善医疗机构无障碍设施，改善残疾人医疗服务。进一步完善康复服务体系，加强残疾人康复和托养设施建设，建立医疗机构与残疾人专业康复机构双向转诊机制，推动基层医疗卫生机构优先为残疾人提供基本医疗、公共卫生和健康管理等签约服务。制定实施国家残疾预防行动计划，增强全社会残疾预防意识，开展全人群、全生命周期残疾预防，有效控制残疾的发生和发展。加强对致残疾病及其他致残因素的防控。推动国家残疾预防综合试验区试点工作。继续开展防盲治盲和防聋治聋工作。

第四篇　完善健康保障

第十一章　健全医疗保障体系

第一节　完善全民医保体系

健全以基本医疗保障为主体、其他多种形式补充保险和商业健康保险为补充的多层次医疗保障体系。整合城乡居民基本医保制度和经办管理。健全基本医疗保险稳定可持续筹资和待遇水平调整机制，实现基金中长期精算平衡。完善医保缴费参保政策，均衡单位和个人缴费负担，合理确定政府与个人分担比例。改进职工医保个人账户，开展门诊统筹。进一步健全重特大疾病医疗保障机制，加强基本医保、城乡居民大病保险、商业健康保险与医疗救助等的有效衔接。到2030年，全民医保体系成熟定型。

第二节　健全医保管理服务体系

严格落实医疗保险基金预算管理。全面推进医保支付方式改革，积极推进按病种付费、按人头付费，积极探索按疾病诊断相关分组付费（DRGs）、按服务绩效付费，形成总额预算管理下的复合式付费方式，健全医保经办机构与医疗机构的谈判协商与风险分担机制。加快推进基本医保异地就医结算，实现跨省异地安置退休人员住院医疗费用直接结算和符合转诊规定的异地就医住院费用直接结算。全面实现医保智能监控，将医保对医疗机构的监管延伸到医务人员。逐步引入社会力量参与医保经办。加强医疗保险基础标准建设和应用。到2030年，全民医保管理服务体系完善高效。

第三节　积极发展商业健康保险

落实税收等优惠政策，鼓励企业、个人参加商业健康保险及多种形式的补充保险。丰富健康保险产品，鼓励开发与健康管理服务相关的健康保险产品。促进商业保险公司与医疗、体检、护理等机构合作，发展健康管理组织等新型组织形式。到 2030 年，现代商业健康保险服务业进一步发展，商业健康保险赔付支出占卫生总费用比重显著提高。

第十二章　完善药品供应保障体系

第一节　深化药品、医疗器械流通体制改革

推进药品、医疗器械流通企业向供应链上下游延伸开展服务，形成现代流通新体系。规范医药电子商务，丰富药品流通渠道和发展模式。推广应用现代物流管理与技术，健全中药材现代流通网络与追溯体系。落实医疗机构药品、耗材采购主体地位，鼓励联合采购。完善国家药品价格谈判机制。建立药品出厂价格信息可追溯机制。强化短缺药品供应保障和预警，完善药品储备制度和应急供应机制。建设遍及城乡的现代医药流通网络，提高基层和边远地区药品供应保障能力。

第二节　完善国家药物政策

巩固完善国家基本药物制度，推进特殊人群基本药物保障。完善现有免费治疗药品政策，增加艾滋病防治等特殊药物免费供给。保障儿童用药。完善罕见病用药保障政策。建立以基本药物为重点的临床综合评价体系。按照政府调控和市场调节相结合的原则，完善药品价格形成机制。强化价格、医保、采购等政策的衔接，坚持分类管理，加强对市场竞争不充分药品和高值医用耗材的价格监管，建立药品价格信息监测和信息公开制度，制定完善医保药品支付标准政策。

第五篇　建设健康环境

第十三章　深入开展爱国卫生运动

第一节　加强城乡环境卫生综合整治

持续推进城乡环境卫生整洁行动，完善城乡环境卫生基础设施

和长效机制，统筹治理城乡环境卫生问题。加大农村人居环境治理力度，全面加强农村垃圾治理，实施农村生活污水治理工程，大力推广清洁能源。到 2030 年，努力把我国农村建设成为人居环境干净整洁、适合居民生活养老的美丽家园，实现人与自然和谐发展。实施农村饮水安全巩固提升工程，推动城镇供水设施向农村延伸，进一步提高农村集中供水率、自来水普及率、水质达标率和供水保证率，全面建立从源头到龙头的农村饮水安全保障体系。加快无害化卫生厕所建设，力争到 2030 年，全国农村居民基本都能用上无害化卫生厕所。实施以环境治理为主的病媒生物综合预防控制策略。深入推进国家卫生城镇创建，力争到 2030 年，国家卫生城市数量提高到全国城市总数的 50％，有条件的省（自治区、直辖市）实现全覆盖。

第二节　建设健康城市和健康村镇

把健康城市和健康村镇建设作为推进健康中国建设的重要抓手，保障与健康相关的公共设施用地需求，完善相关公共设施体系、布局和标准，把健康融入城乡规划、建设、治理的全过程，促进城市与人民健康协调发展。针对当地居民主要健康问题，编制实施健康城市、健康村镇发展规划。广泛开展健康社区、健康村镇、健康单位、健康家庭等建设，提高社会参与度。重点加强健康学校建设，加强学生健康危害因素监测与评价，完善学校食品安全管理、传染病防控等相关政策。加强健康城市、健康村镇建设监测与评价。到 2030 年，建成一批健康城市、健康村镇建设的示范市和示范村镇。

第十四章　加强影响健康的环境问题治理

第一节　深入开展大气、水、土壤等污染防治

以提高环境质量为核心，推进联防联控和流域共治，实行环境质量目标考核，实施最严格的环境保护制度，切实解决影响广大人

民群众健康的突出环境问题。深入推进产业园区、新城、新区等开发建设规划环评，严格建设项目环评审批，强化源头预防。深化区域大气污染联防联控，建立常态化区域协作机制。完善重度及以上污染天气的区域联合预警机制。全面实施城市空气质量达标管理，促进全国城市环境空气质量明显改善。推进饮用水水源地安全达标建设。强化地下水管理和保护，推进地下水超采区治理与污染综合防治。开展国家土壤环境质量监测网络建设，建立建设用地土壤环境质量调查评估制度，开展土壤污染治理与修复。以耕地为重点，实施农用地分类管理。全面加强农业面源污染防治，有效保护生态系统和遗传多样性。加强噪声污染防控。

第二节　实施工业污染源全面达标排放计划

全面实施工业污染源排污许可管理，推动企业开展自行监测和信息公开，建立排污台账，实现持证按证排污。加快淘汰高污染、高环境风险的工艺、设备与产品。开展工业集聚区污染专项治理。以钢铁、水泥、石化等行业为重点，推进行业达标排放改造。

第三节　建立健全环境与健康监测、调查和风险评估制度

逐步建立健全环境与健康管理制度。开展重点区域、流域、行业环境与健康调查，建立覆盖污染源监测、环境质量监测、人群暴露监测和健康效应监测的环境与健康综合监测网络及风险评估体系。实施环境与健康风险管理。划定环境健康高风险区域，开展环境污染对人群健康影响的评价，探索建立高风险区域重点项目健康风险评估制度。建立环境健康风险沟通机制。建立统一的环境信息公开平台，全面推进环境信息公开。推进县级及以上城市空气质量监测和信息发布。

第十五章　保障食品药品安全

第一节　加强食品安全监管

完善食品安全标准体系，实现食品安全标准与国际标准基本接

轨。加强食品安全风险监测评估，到 2030 年，食品安全风险监测与食源性疾病报告网络实现全覆盖。全面推行标准化、清洁化农业生产，深入开展农产品质量安全风险评估，推进农兽药残留、重金属污染综合治理，实施兽药抗菌药治理行动。加强对食品原产地指导监管，完善农产品市场准入制度。建立食用农产品全程追溯协作机制，完善统一权威的食品安全监管体制，建立职业化检查员队伍，加强检验检测能力建设，强化日常监督检查，扩大产品抽检覆盖面。加强互联网食品经营治理。加强进口食品准入管理，加大对境外源头食品安全体系检查力度，有序开展进口食品指定口岸建设。推动地方政府建设出口食品农产品质量安全示范区。推进食品安全信用体系建设，完善食品安全信息公开制度。健全从源头到消费全过程的监管格局，严守从农田到餐桌的每一道防线，让人民群众吃得安全、吃得放心。

第二节　强化药品安全监管

深化药品（医疗器械）审评审批制度改革，研究建立以临床疗效为导向的审批制度，提高药品（医疗器械）审批标准。加快创新药（医疗器械）和临床急需新药（医疗器械）的审评审批，推进仿制药质量和疗效一致性评价。完善国家药品标准体系，实施医疗器械标准提高计划，积极推进中药（材）标准国际化进程。全面加强药品监管，形成全品种、全过程的监管链条。加强医疗器械和化妆品监管。

第十六章　完善公共安全体系

第一节　强化安全生产和职业健康

加强安全生产，加快构建风险等级管控、隐患排查治理两条防线，切实降低重特大事故发生频次和危害后果。强化行业自律和监督管理职责，推动企业落实主体责任，推进职业病危害源头治理，强化矿山、危险化学品等重点行业领域安全生产监管。开展职业病危害基本情况普查，健全有针对性的健康干预措施。进一步完善职业安全卫生标准体系，建立完善重点职业病监测与职业病危害因素监测、报告和管理网络，遏制尘肺病和职业中毒高发势头。建立分级分类监管机制，对职业病危害高风险企业实施重点监管。开展重点行业领域职业病危害专项治理。强化职业病报告制度，开展用人单位职业健康促进工作，预防和控制工伤事故及职业病发生。加强全国个人辐射剂量管理和放射诊疗辐射防护。

第二节　促进道路交通安全

加强道路交通安全设施设计、规划和建设，组织实施公路安全生命防护工程，治理公路安全隐患。严格道路运输安全管理，提升企业安全自律意识，落实运输企业安全生产主体责任。强化安全运行监管能力和安全生产基础支撑。进一步加强道路交通安全治理，提高车辆安全技术标准，提高机动车驾驶人和交通参与者综合素质。到 2030 年，力争实现道路交通万车死亡率下降 30％。

第三节　预防和减少伤害

建立伤害综合监测体系，开发重点伤害干预技术指南和标准。加强儿童和老年人伤害预防和干预，减少儿童交通伤害、溺水和老年人意外跌落，提高儿童玩具和用品安全标准。预防和减少自杀、意外中毒。建立消费品质量安全事故强制报告制度，建立产品伤害监测体系，强化重点领域质量安全监管，减少消费品安全伤害。

第四节　提高突发事件应急能力

加强全民安全意识教育。建立健全城乡公共消防设施建设和维护管理责任机制，到 2030 年，城乡公共消防设施基本实现全覆盖。提高防灾减灾和应急能力。完善突发事件卫生应急体系，提高早期预防、及时发现、快速反应和有效处置能力。建立包括军队医疗卫生机构在内的海陆空立体化的紧急医学救援体系，提升突发事件紧急医学救援能力。到 2030 年，建立起覆盖全国、较为完善的紧急医学救援网络，突发事件卫生应急处置能力和紧急医学救援能力达到发达国家水平。进一步健全医疗急救体系，提高救治效率。到2030年，力争将道路交通事故死伤比基本降低到中等发达国家水平。

第五节　健全口岸公共卫生体系

建立全球传染病疫情信息智能监测预警、口岸精准检疫的口岸传染病预防控制体系和种类齐全的现代口岸核生化有害因子防控体系，建立基于源头防控、境内外联防联控的口岸突发公共卫生事件应对机制，健全口岸病媒生物及各类重大传染病监测控制机制，主动预防、控制和应对境外突发公共卫生事件。持续巩固和提升口岸核心能力，创建国际卫生机场（港口）。完善国际旅行与健康信息网络，提供及时有效的国际旅行健康指导，建成国际一流的国际旅行健康服务体系，保障出入境人员健康安全。

提高动植物疫情疫病防控能力，加强进境动植物检疫风险评估准入管理，强化外来动植物疫情疫病和有害生物查验截获、检测鉴定、除害处理、监测防控规范化建设，健全对购买和携带人员、单位的问责追究体系，防控国际动植物疫情疫病及有害生物跨境传播。健全国门生物安全查验机制，有效防范物种资源丧失和外来物种入侵。

第六篇　发展健康产业

第十七章　优化多元办医格局

进一步优化政策环境，优先支持社会力量举办非营利性医疗机构，推进和实现非营利性民营医院与公立医院同等待遇。鼓励医师利用业余时间、退休医师到基层医疗卫生机构执业或开设工作室。个体诊所设置不受规划布局限制。破除社会力量进入医疗领域的不合理限制和隐性壁垒。逐步扩大外资兴办医疗机构的范围。加大政府购买服务的力度，支持保险业投资、设立医疗机构，推动非公立医疗机构向高水平、规模化方向发展，鼓励发展专业性医院管理集团。加强政府监管、行业自律与社会监督，促进非公立医疗机构规范发展。

第十八章 发展健康服务新业态

积极促进健康与养老、旅游、互联网、健身休闲、食品融合，催生健康新产业、新业态、新模式。发展基于互联网的健康服务，鼓励发展健康体检、咨询等健康服务，促进个性化健康管理服务发展，培育一批有特色的健康管理服务产业，探索推进可穿戴设备、智能健康电子产品和健康医疗移动应用服务等发展。规范发展母婴照料服务。培育健康文化产业和体育医疗康复产业。制定健康医疗旅游行业标准、规范，打造具有国际竞争力的健康医疗旅游目的地。大力发展中医药健康旅游。打造一批知名品牌和良性循环的健康服务产业集群，扶持一大批中小微企业配套发展。

引导发展专业的医学检验中心、医疗影像中心、病理诊断中心和血液透析中心等。支持发展第三方医疗服务评价、健康管理服务评价，以及健康市场调查和咨询服务。鼓励社会力量提供食品药品检测服务。完善科技中介体系，大力发展专业化、市场化医药科技成果转化服务。

第十九章 积极发展健身休闲运动产业

进一步优化市场环境，培育多元主体，引导社会力量参与健身休闲设施建设运营。推动体育项目协会改革和体育场馆资源所有权、经营权分离改革，加快开放体育资源，创新健身休闲运动项目推广普及方式，进一步健全政府购买体育公共服务的体制机制，打造健身休闲综合服务体。鼓励发展多种形式的体育健身俱乐部，丰富业余体育赛事，积极培育冰雪、山地、水上、汽摩、航空、极限、马术等具有消费引领特征的时尚休闲运动项目，打造具有区域特色的健身休闲示范区、健身休闲产业带。

第二十章　促进医药产业发展

第一节　加强医药技术创新

完善政产学研用协同创新体系，推动医药创新和转型升级。加强专利药、中药新药、新型制剂、高端医疗器械等创新能力建设，推动治疗重大疾病的专利到期药物实现仿制上市。大力发展生物药、化学药新品种、优质中药、高性能医疗器械、新型辅料包材和制药设备，推动重大药物产业化，加快医疗器械转型升级，提高具有自主知识产权的医学诊疗设备、医用材料的国际竞争力。加快发展康复辅助器具产业，增强自主创新能力。健全质量标准体系，提升质量控制技术，实施绿色和智能改造升级，到 2030 年，药品、医疗器械质量标准全面与国际接轨。

第二节　提升产业发展水平

发展专业医药园区，支持组建产业联盟或联合体，构建创新驱动、绿色低碳、智能高效的先进制造体系，提高产业集中度，增强中高端产品供给能力。大力发展医疗健康服务贸易，推动医药企业走出去和国际产业合作，提高国际竞争力。到 2030 年，具有自主知识产权新药和诊疗装备国际市场份额大幅提高，高端医疗设备市场国产化率大幅提高，实现医药工业中高速发展和向中高端迈进，跨入世界制药强国行列。推进医药流通行业转型升级，减少流通环节，提高流通市场集中度，形成一批跨国大型药品流通企业。

第七篇　健全支撑与保障

第二十一章　深化体制机制改革

第一节　把健康融入所有政策

加强各部门各行业的沟通协作，形成促进健康的合力。全面建立健康影响评价评估制度，系统评估各项经济社会发展规划和政策、重大工程项目对健康的影响，健全监督机制。畅通公众参与渠道，加强社会监督。

第二节　全面深化医药卫生体制改革

加快建立更加成熟定型的基本医疗卫生制度，维护公共医疗卫生的公益性，有效控制医药费用不合理增长，不断解决群众看病就医问题。推进政事分开、管办分开，理顺公立医疗卫生机构与政府的关系，建立现代公立医院管理制度。清晰划分中央和地方以及地方各级政府医药卫生管理事权，实施属地化和全行业管理。推进军队医院参加城市公立医院改革、纳入国家分级诊疗体系工作。健全卫生计生全行业综合监管体系。

第三节　完善健康筹资机制

健全政府健康领域相关投入机制，调整优化财政支出结构，加大健康领域投入力度，科学合理界定中央政府和地方政府支出责任，履行政府保障基本健康服务需求的责任。中央财政在安排相关转移支付时对经济欠发达地区予以倾斜，提高资金使用效益。建立结果导向的健康投入机制，开展健康投入绩效监测和评价。充分调动社会组织、企业等的积极性，形成多元筹资格局。鼓励金融等机构创新产品和服务，完善扶持措施。大力发展慈善事业，鼓励社会和个人捐赠与互助。

第四节　加快转变政府职能

进一步推进健康相关领域简政放权、放管结合、优化服务。继续深化药品、医疗机构等审批改革，规范医疗机构设置审批行为。推进健康相关部门依法行政，推进政务公开和信息公开。加强卫生计生、体育、食品药品等健康领域监管创新，加快构建事中和事后监管体系，全面推行"双随机、一公开"机制建设。推进综合监管，加强行业自律和诚信建设，鼓励行业协会商会发展，充分发挥社会力量在监管中的作用，促进公平竞争，推动健康相关行业科学发展，简化健康领域公共服务流程，优化政府服务，提高服务效率。

第二十二章　加强健康人力资源建设

第一节　加强健康人才培养培训

加强医教协同，建立完善医学人才培养供需平衡机制。改革医学教育制度，加快建成适应行业特点的院校教育、毕业后教育、继续教育三阶段有机衔接的医学人才培养培训体系。完善医学教育质量保障机制，建立与国际医学教育实质等效的医学专业认证制度。以全科医生为重点，加强基层人才队伍建设。完善住院医师与专科医师培养培训制度，建立公共卫生与临床医学复合型高层次人才培养机制。强化面向全员的继续医学教育制度。加大基层和偏远地区扶持力度。加强全科、儿科、产科、精神科、病理、护理、助产、康复、心理健康等急需紧缺专业人才培养培训。加强药师和中医药健康服务、卫生应急、卫生信息化复合人才队伍建设。加强高层次人才队伍建设，引进和培养一批具有国际领先水平的学科带头人。推进卫生管理人员专业化、职业化。调整优化适应健康服务产业发展的医学教育专业结构，加大养老护理员、康复治疗师、心理咨询师等健康人才培养培训力度。支持建立以国家健康医疗开放大学为基础、中国健康医疗教育慕课联盟为支撑的健康教育培训云平台，便捷医务人员终身教育。加强社会体育指导员队伍建设，到2030年，实现每千人拥有社会体育指导员2.3名。

第二节　创新人才使用评价激励机制

落实医疗卫生机构用人自主权，全面推行聘用制，形成能进能出的灵活用人机制。落实基层医务人员工资政策。创新医务人员使用、流动与服务提供模式，积极探索医师自由执业、医师个体与医疗机构签约服务或组建医生集团。建立符合医疗卫生行业特点的人事薪酬制度。对接国际通行模式，进一步优化和完善护理、助产、医疗辅助服务、医疗卫生技术等方面人员评价标准。创新人才评价机制，不将论文、外语、科研等作为基层卫生人才职称评审的硬性要求，健全符合全科医生岗位特点的人才评价机制。

第二十三章　推动健康科技创新

第一节　构建国家医学科技创新体系

大力加强国家临床医学研究中心和协同创新网络建设，进一步强化实验室、工程中心等科研基地能力建设，依托现有机构推进中医药临床研究基地和科研机构能力建设，完善医学研究科研基地布局。加强资源整合和数据交汇，统筹布局国家生物医学大数据、生物样本资源、实验动物资源等资源平台，建设心脑血管、肿瘤、老年病等临床医学数据示范中心。实施中国医学科学院医学与健康科技创新工程。加快生物医药和大健康产业基地建设，培育健康产业高新技术企业，打造一批医学研究和健康产业创新中心，促进医研企结合，推进医疗机构、科研院所、高等学校和企业等创新主体高效协同。加强医药成果转化推广平台建设，促进医学成果转化推广。建立更好的医学创新激励机制和以应用为导向的成果评价机制，进一步健全科研基地、生物安全、技术评估、医学研究标准与规范、医学伦理与科研诚信、知识产权等保障机制，加强科卫协同、军民融合、省部合作，有效提升基础前沿、关键共性、社会公益和战略高科技的研究水平。

第二节　推进医学科技进步

启动实施脑科学与类脑研究、健康保障等重大科技项目和重大工程，推进国家科技重大专项、国家重点研发计划重点专项等科技计划。发展组学技术、干细胞与再生医学、新型疫苗、生物治疗等医学前沿技术，加强慢病防控、精准医学、智慧医疗等关键技术突破，重点部署创新药物开发、医疗器械国产化、中医药现代化等任务，显著增强重大疾病防治和健康产业发展的科技支撑能力。力争到 2030 年，科技论文影响力和三方专利总量进入国际前列，进一步提高科技创新对医药工业增长贡献率和成果转化率。

第二十四章　建设健康信息化服务体系

第一节　完善人口健康信息服务体系建设

全面建成统一权威、互联互通的人口健康信息平台，规范和推动"互联网＋健康医疗"服务，创新互联网健康医疗服务模式，持续推进覆盖全生命周期的预防、治疗、康复和自主健康管理一体化的国民健康信息服务。实施健康中国云服务计划，全面建立远程医疗应用体系，发展智慧健康医疗便民惠民服务。建立人口健康信息化标准体系和安全保护机制。做好公民入伍前与退伍后个人电子健康档案军地之间接续共享。到 2030 年，实现国家省市县四级人口健康信息平台互通共享、规范应用，人人拥有规范化的电子健康档案和功能完备的健康卡，远程医疗覆盖省市县乡四级医疗卫生机构，全面实现人口健康信息规范管理和使用，满足个性化服务和精准化医疗的需求。

第二节　推进健康医疗大数据应用

加强健康医疗大数据应用体系建设，推进基于区域人口健康信息平台的医疗健康大数据开放共享、深度挖掘和广泛应用。消除数据壁垒，建立跨部门跨领域密切配合、统一归口的健康医疗数据共享机制，实现公共卫生、计划生育、医疗服务、医疗保障、药品供应、综合管理等应用信息系统数据采集、集成共享和业务协同。建立和完善全国健康医疗数据资源目录体系，全面深化健康医疗大数据在行业治理、临床和科研、公共卫生、教育培训等领域的应用，培育健康医疗大数据应用新业态。加强健康医疗大数据相关法规和标准体系建设，强化国家、区域人口健康信息工程技术能力，制定分级分类分域的数据应用政策规范，推进网络可信体系建设，注重内容安全、数据安全和技术安全，加强健康医疗数据安全保障和患者隐私保护。加强互联网健康服务监管。

第二十五章　加强健康法治建设

推动颁布并实施基本医疗卫生法、中医药法，修订实施药品管理法，加强重点领域法律法规的立法和修订工作，完善部门规章和地方政府规章，健全健康领域标准规范和指南体系。强化政府在医疗卫生、食品、药品、环境、体育等健康领域的监管职责，建立政府监管、行业自律和社会监督相结合的监督管理体制。加强健康领域监督执法体系和能力建设。

第二十六章　加强国际交流合作

实施中国全球卫生战略，全方位积极推进人口健康领域的国际合作。以双边合作机制为基础，创新合作模式，加强人文交流，促进我国和"一带一路"沿线国家卫生合作。加强南南合作，落实中非公共卫生合作计划，继续向发展中国家派遣医疗队员，重点加强包括妇幼保健在内的医疗援助，重点支持疾病预防控制体系建设。加强中医药国际交流与合作。充分利用国家高层战略对话机制，将卫生纳入大国外交议程。积极参与全球卫生治理，在相关国际标准、规范、指南等的研究、谈判与制定中发挥影响，提升健康领域国际影响力和制度性话语权。

第八篇　强化组织实施

第二十七章　加强组织领导

完善健康中国建设推进协调机制，统筹协调推进健康中国建设全局性工作，审议重大项目、重大政策、重大工程、重大问题和重要工作安排，加强战略谋划，指导部门、地方开展工作。

各地区各部门要将健康中国建设纳入重要议事日程，健全领导体制和工作机制，将健康中国建设列入经济社会发展规划，将主要健康指标纳入各级党委和政府考核指标，完善考核机制和问责制度，做好相关任务的实施落实工作。注重发挥工会、共青团、妇联、残联等群团组织以及其他社会组织的作用，充分发挥民主党派、工商联和无党派人士作用，最大限度凝聚全社会共识和力量。

第二十八章　营造良好社会氛围

大力宣传党和国家关于维护促进人民健康的重大战略思想和方针政策，宣传推进健康中国建设的重大意义、总体战略、目标任务和重大举措。加强正面宣传、舆论监督、科学引导和典型报道，增强社会对健康中国建设的普遍认知，形成全社会关心支持健康中国建设的良好社会氛围。

第二十九章　做好实施监测

制定实施五年规划等政策文件，对本规划纲要各项政策和措施进行细化完善，明确各个阶段所要实施的重大工程、重大项目和重大政策。建立常态化、经常化的督查考核机制，强化激励和问责。建立健全监测评价机制，制定规划纲要任务部门分工方案和监测评估方案，并对实施进度和效果进行年度监测和评估，适时对目标任务进行必要调整。充分尊重人民群众的首创精神，对各地在实施规划纲要中好的做法和有效经验，要及时总结，积极推广。

附件3　中华人民共和国基本医疗卫生与健康促进法

第一章　总则

第一条　为了发展医疗卫生与健康事业，保障公民享有基本医疗卫生服务，提高公民健康水平，推进健康中国建设，根据宪法，制定本法。

第二条　从事医疗卫生、健康促进及其监督管理活动，适用本法。

第三条　医疗卫生与健康事业应当坚持以人民为中心，为人民健康服务。

医疗卫生事业应当坚持公益性原则。

第四条　国家和社会尊重、保护公民的健康权。

国家实施健康中国战略，普及健康生活，优化健康服务，完善健康保障，建设健康环境，发展健康产业，提升公民全生命周期健康水平。

国家建立健康教育制度，保障公民获得健康教育的权利，提高公民的健康素养。

第五条　公民依法享有从国家和社会获得基本医疗卫生服务的权利。

国家建立基本医疗卫生制度，建立健全医疗卫生服务体系，保护和实现公民获得基本医疗卫生服务的权利。

第六条　各级人民政府应当把人民健康放在优先发展的战略地位，将健康理念融入各项政策，坚持预防为主，完善健康促进工作体系，组织实施健康促进的规划和行动，推进全民健身，建立健康影响评估制度，将公民主要健康指标改善情况纳入政府目标责任考核。

全社会应当共同关心和支持医疗卫生与健康事业的发展。

第七条　国务院和地方各级人民政府领导医疗卫生与健康促进

工作。

国务院卫生健康主管部门负责统筹协调全国医疗卫生与健康促进工作。国务院其他有关部门在各自职责范围内负责有关的医疗卫生与健康促进工作。

县级以上地方人民政府卫生健康主管部门负责统筹协调本行政区域医疗卫生与健康促进工作。县级以上地方人民政府其他有关部门在各自职责范围内负责有关的医疗卫生与健康促进工作。

第八条　国家加强医学基础科学研究，鼓励医学科学技术创新，支持临床医学发展，促进医学科技成果的转化和应用，推进医疗卫生与信息技术融合发展，推广医疗卫生适宜技术，提高医疗卫生服务质量。

国家发展医学教育，完善适应医疗卫生事业发展需要的医学教育体系，大力培养医疗卫生人才。

第九条　国家大力发展中医药事业，坚持中西医并重、传承与创新相结合，发挥中医药在医疗卫生与健康事业中的独特作用。

第十条　国家合理规划和配置医疗卫生资源，以基层为重点，采取多种措施优先支持县级以下医疗卫生机构发展，提高其医疗卫生服务能力。

第十一条　国家加大对医疗卫生与健康事业的财政投入，通过增加转移支付等方式重点扶持革命老区、民族地区、边疆地区和经济欠发达地区发展医疗卫生与健康事业。

第十二条　国家鼓励和支持公民、法人和其他组织通过依法举办机构和捐赠、资助等方式，参与医疗卫生与健康事业，满足公民多样化、差异化、个性化健康需求。

公民、法人和其他组织捐赠财产用于医疗卫生与健康事业的，依法享受税收优惠。

第十三条　对在医疗卫生与健康事业中做出突出贡献的组织和个人，按照国家规定给予表彰、奖励。

第十四条　国家鼓励和支持医疗卫生与健康促进领域的对外交流合作。

开展医疗卫生与健康促进对外交流合作活动，应当遵守法律、法规，维护国家主权、安全和社会公共利益。

第二章　基本医疗卫生服务

第十五条　基本医疗卫生服务，是指维护人体健康所必需、与经济社会发展水平相适应、公民可公平获得的，采用适宜药物、适宜技术、适宜设备提供的疾病预防、诊断、治疗、护理和康复等服务。

基本医疗卫生服务包括基本公共卫生服务和基本医疗服务。基本公共卫生服务由国家免费提供。

第十六条　国家采取措施，保障公民享有安全有效的基本公共卫生服务，控制影响健康的危险因素，提高疾病的预防控制水平。

国家基本公共卫生服务项目由国务院卫生健康主管部门会同国务院财政部门、中医药主管部门等共同确定。

省、自治区、直辖市人民政府可以在国家基本公共卫生服务项目基础上，补充确定本行政区域的基本公共卫生服务项目，并报国务院卫生健康主管部门备案。

第十七条　国务院和省、自治区、直辖市人民政府可以将针对重点地区、重点疾病和特定人群的服务内容纳入基本公共卫生服务项目并组织实施。

县级以上地方人民政府针对本行政区域重大疾病和主要健康危险因素，开展专项防控工作。

第十八条　县级以上人民政府通过举办专业公共卫生机构、基层医疗卫生机构和医院，或者从其他医疗卫生机构购买服务的方式提供基本公共卫生服务。

第十九条　国家建立健全突发事件卫生应急体系，制定和完善应急预案，组织开展突发事件的医疗救治、卫生学调查处置和心理援助等卫生应急工作，有效控制和消除危害。

第二十条　国家建立传染病防控制度，制定传染病防治规划并组织实施，加强传染病监测预警，坚持预防为主、防治结合、联防联控、群防群控、源头防控、综合治理，阻断传播途径，保护易感人群，降低传染病的危害。

任何组织和个人应当接受、配合医疗卫生机构为预防、控制、消除传染病危害依法采取的调查、检验、采集样本、隔离治疗、医学观察等措施。

第二十一条　国家实行预防接种制度，加强免疫规划工作。居民有依法接种免疫规划疫苗的权利和义务。政府向居民免费提供免疫规划疫苗。

第二十二条　国家建立慢性非传染性疾病防控与管理制度，对慢性非传染性疾病及其致病危险因素开展监测、调查和综合防控干预，及时发现高危人群，为患者和高危人群提供诊疗、早期干预、随访管理和健康教育等服务。

第二十三条　国家加强职业健康保护。县级以上人民政府应当制定职业病防治规划，建立健全职业健康工作机制，加强职业健康监督管理，提高职业病综合防治能力和水平。

用人单位应当控制职业病危害因素，采取工程技术、个体防护和健康管理等综合治理措施，改善工作环境和劳动条件。

第二十四条 国家发展妇幼保健事业，建立健全妇幼健康服务体系，为妇女、儿童提供保健及常见病防治服务，保障妇女、儿童健康。

国家采取措施，为公民提供婚前保健、孕产期保健等服务，促进生殖健康，预防出生缺陷。

第二十五条 国家发展老年人保健事业。国务院和省、自治区、直辖市人民政府应当将老年人健康管理和常见病预防等纳入基本公共卫生服务项目。

第二十六条 国家发展残疾预防和残疾人康复事业，完善残疾预防和残疾人康复及其保障体系，采取措施为残疾人提供基本康复服务。

县级以上人民政府应当优先开展残疾儿童康复工作，实行康复与教育相结合。

第二十七条 国家建立健全院前急救体系，为急危重症患者提供及时、规范、有效的急救服务。

卫生健康主管部门、红十字会等有关部门、组织应当积极开展急救培训，普及急救知识，鼓励医疗卫生人员、经过急救培训的人员积极参与公共场所急救服务。公共场所应当按照规定配备必要的急救设备、设施。

急救中心（站）不得以未付费为由拒绝或者拖延为急危重症患者提供急救服务。

第二十八条 国家发展精神卫生事业，建设完善精神卫生服务体系，维护和增进公民心理健康，预防、治疗精神障碍。

国家采取措施，加强心理健康服务体系和人才队伍建设，促进心理健康教育、心理评估、心理咨询与心理治疗服务的有效衔接，设立为公众提供公益服务的心理援助热线，加强未成年人、残疾人和老年人等重点人群心理健康服务。

第二十九条　基本医疗服务主要由政府举办的医疗卫生机构提供。鼓励社会力量举办的医疗卫生机构提供基本医疗服务。

第三十条　国家推进基本医疗服务实行分级诊疗制度，引导非急诊患者首先到基层医疗卫生机构就诊，实行首诊负责制和转诊审核责任制，逐步建立基层首诊、双向转诊、急慢分治、上下联动的机制，并与基本医疗保险制度相衔接。

县级以上地方人民政府根据本行政区域医疗卫生需求，整合区域内政府举办的医疗卫生资源，因地制宜建立医疗联合体等协同联动的医疗服务合作机制。鼓励社会力量举办的医疗卫生机构参与医疗服务合作机制。

第三十一条　国家推进基层医疗卫生机构实行家庭医生签约服务，建立家庭医生服务团队，与居民签订协议，根据居民健康状况和医疗需求提供基本医疗卫生服务。

第三十二条　公民接受医疗卫生服务，对病情、诊疗方案、医疗风险、医疗费用等事项依法享有知情同意的权利。

需要实施手术、特殊检查、特殊治疗的，医疗卫生人员应当及时向患者说明医疗风险、替代医疗方案等情况，并取得其同意；不能或者不宜向患者说明的，应当向患者的近亲属说明，并取得其同意。法律另有规定的，依照其规定。

开展药物、医疗器械临床试验和其他医学研究应当遵守医学伦理规范，依法通过伦理审查，取得知情同意。

第三十三条　公民接受医疗卫生服务，应当受到尊重。医疗卫生机构、医疗卫生人员应当关心爱护、平等对待患者，尊重患者人格尊严，保护患者隐私。

公民接受医疗卫生服务，应当遵守诊疗制度和医疗卫生服务秩序，尊重医疗卫生人员。

第三章　医疗卫生机构

第三十四条　国家建立健全由基层医疗卫生机构、医院、专业公共卫生机构等组成的城乡全覆盖、功能互补、连续协同的医疗卫生服务体系。

国家加强县级医院、乡镇卫生院、村卫生室、社区卫生服务中心（站）和专业公共卫生机构等的建设，建立健全农村医疗卫生服务网络和城市社区卫生服务网络。

第三十五条　基层医疗卫生机构主要提供预防、保健、健康教育、疾病管理，为居民建立健康档案，常见病、多发病的诊疗以及部分疾病的康复、护理，接收医院转诊患者，向医院转诊超出自身服务能力的患者等基本医疗卫生服务。

医院主要提供疾病诊治，特别是急危重症和疑难病症的诊疗，突发事件医疗处置和救援以及健康教育等医疗卫生服务，并开展医学教育、医疗卫生人员培训、医学科学研究和对基层医疗卫生机构的业务指导等工作。

专业公共卫生机构主要提供传染病、慢性非传染性疾病、职业病、地方病等疾病预防控制和健康教育、妇幼保健、精神卫生、院前急救、采供血、食品安全风险监测评估、出生缺陷防治等公共卫生服务。

第三十六条　各级各类医疗卫生机构应当分工合作，为公民提供预防、保健、治疗、护理、康复、安宁疗护等全方位全周期的医疗卫生服务。

各级人民政府采取措施支持医疗卫生机构与养老机构、儿童福利机构、社区组织建立协作机制，为老年人、孤残儿童提供安全、便捷的医疗和健康服务。

第三十七条　县级以上人民政府应当制定并落实医疗卫生服务体系规划，科学配置医疗卫生资源，举办医疗卫生机构，为公民获得基本医疗卫生服务提供保障。

政府举办医疗卫生机构，应当考虑本行政区域人口、经济社会发展状况、医疗卫生资源、健康危险因素、发病率、患病率以及紧急救治需求等情况。

第三十八条　举办医疗机构，应当具备下列条件，按照国家有关规定办理审批或者备案手续：

（一）有符合规定的名称、组织机构和场所；

（二）有与其开展的业务相适应的经费、设施、设备和医疗卫生人员；

（三）有相应的规章制度；

（四）能够独立承担民事责任；

（五）法律、行政法规规定的其他条件。

医疗机构依法取得执业许可证。禁止伪造、变造、买卖、出租、出借医疗机构执业许可证。

各级各类医疗卫生机构的具体条件和配置应当符合国务院卫生健康主管部门制定的医疗卫生机构标准。

第三十九条　国家对医疗卫生机构实行分类管理。

医疗卫生服务体系坚持以非营利性医疗卫生机构为主体、营利性医疗卫生机构为补充。政府举办非营利性医疗卫生机构，在基本医疗卫生事业中发挥主导作用，保障基本医疗卫生服务公平可及。

以政府资金、捐赠资产举办或者参与举办的医疗卫生机构不得设立为营利性医疗卫生机构。

医疗卫生机构不得对外出租、承包医疗科室。非营利性医疗卫生机构不得向出资人、举办者分配或者变相分配收益。

第四十条 政府举办的医疗卫生机构应当坚持公益性质，所有收支均纳入预算管理，按照医疗卫生服务体系规划合理设置并控制规模。

国家鼓励政府举办的医疗卫生机构与社会力量合作举办非营利性医疗卫生机构。

政府举办的医疗卫生机构不得与其他组织投资设立非独立法人资格的医疗卫生机构，不得与社会资本合作举办营利性医疗卫生机构。

第四十一条 国家采取多种措施，鼓励和引导社会力量依法举办医疗卫生机构，支持和规范社会力量举办的医疗卫生机构与政府举办的医疗卫生机构开展多种类型的医疗业务、学科建设、人才培养等合作。

社会力量举办的医疗卫生机构在基本医疗保险定点、重点专科建设、科研教学、等级评审、特定医疗技术准入、医疗卫生人员职称评定等方面享有与政府举办的医疗卫生机构同等的权利。

社会力量可以选择设立非营利性或者营利性医疗卫生机构。社会力量举办的非营利性医疗卫生机构按照规定享受与政府举办的医疗卫生机构同等的税收、财政补助、用地、用水、用电、用气、用热等政策，并依法接受监督管理。

第四十二条 国家以建成的医疗卫生机构为基础，合理规划与设置国家医学中心和国家、省级区域性医疗中心，诊治疑难重症，研究攻克重大医学难题，培养高层次医疗卫生人才。

第四十三条 医疗卫生机构应当遵守法律、法规、规章，建立健全内部质量管理和控制制度，对医疗卫生服务质量负责。

医疗卫生机构应当按照临床诊疗指南、临床技术操作规范和行业标准以及医学伦理规范等有关要求，合理进行检查、用药、诊疗，加强医疗卫生安全风险防范，优化服务流程，持续改进医疗卫生服务质量。

第四十四条 国家对医疗卫生技术的临床应用进行分类管理，对技术难度大、医疗风险高，服务能力、人员专业技术水平要求较高的医疗卫生技术实行严格管理。

医疗卫生机构开展医疗卫生技术临床应用，应当与其功能任务相适应，遵循科学、安全、规范、有效、经济的原则，并符合伦理。

第四十五条 国家建立权责清晰、管理科学、治理完善、运行高效、监督有力的现代医院管理制度。

医院应当制定章程，建立和完善法人治理结构，提高医疗卫生服务能力和运行效率。

第四十六条 医疗卫生机构执业场所是提供医疗卫生服务的公共场所，任何组织或者个人不得扰乱其秩序。

第四十七条 国家完善医疗风险分担机制，鼓励医疗机构参加医疗责任保险或者建立医疗风险基金，鼓励患者参加医疗意外保险。

第四十八条 国家鼓励医疗卫生机构不断改进预防、保健、诊断、治疗、护理和康复的技术、设备与服务，支持开发适合基层和边远地区应用的医疗卫生技术。

第四十九条 国家推进全民健康信息化，推动健康医疗大数据、人工智能等的应用发展，加快医疗卫生信息基础设施建设，制定健康医疗数据采集、存储、分析和应用的技术标准，运用信息技术促进优质医疗卫生资源的普及与共享。

县级以上人民政府及其有关部门应当采取措施，推进信息技术在医疗卫生领域和医学教育中的应用，支持探索发展医疗卫生服务新模式、新业态。

国家采取措施，推进医疗卫生机构建立健全医疗卫生信息交流和信息安全制度，应用信息技术开展远程医疗服务，构建线上线下一体化医疗服务模式。

第五十条 发生自然灾害、事故灾难、公共卫生事件和社会安全事件等严重威胁人民群众生命健康的突发事件时，医疗卫生机构、医疗卫生人员应当服从政府部门的调遣，参与卫生应急处置和医疗救治。对致病、致残、死亡的参与人员，按照规定给予工伤或者抚恤、烈士褒扬等相关待遇。

第四章　医疗卫生人员

第五十一条 医疗卫生人员应当弘扬敬佑生命、救死扶伤、甘于奉献、大爱无疆的崇高职业精神，遵守行业规范，恪守医德，努力提高专业水平和服务质量。

医疗卫生行业组织、医疗卫生机构、医学院校应当加强对医疗卫生人员的医德医风教育。

第五十二条 国家制定医疗卫生人员培养规划，建立适应行业特点和社会需求的医疗卫生人员培养机制和供需平衡机制，完善医学院校教育、毕业后教育和继续教育体系，建立健全住院医师、专科医师规范化培训制度，建立规模适宜、结构合理、分布均衡的医疗卫生队伍。

国家加强全科医生的培养和使用。全科医生主要提供常见病、多发病的诊疗和转诊、预防、保健、康复，以及慢性病管理、健康管理等服务。

第五十三条 国家对医师、护士等医疗卫生人员依法实行执业注册制度。医疗卫生人员应当依法取得相应的职业资格。

第五十四条 医疗卫生人员应当遵循医学科学规律，遵守有关临床诊疗技术规范和各项操作规范以及医学伦理规范，使用适宜技术和药物，合理诊疗，因病施治，不得对患者实施过度医疗。

医疗卫生人员不得利用职务之便索要、非法收受财物或者牟取其他不正当利益。

第五十五条 国家建立健全符合医疗卫生行业特点的人事、薪酬、奖励制度，体现医疗卫生人员职业特点和技术劳动价值。

对从事传染病防治、放射医学和精神卫生工作以及其他在特殊岗位工作的医疗卫生人员，应当按照国家规定给予适当的津贴。津贴标准应当定期调整。

第五十六条 国家建立医疗卫生人员定期到基层和艰苦边远地区从事医疗卫生工作制度。

国家采取定向免费培养、对口支援、退休返聘等措施，加强基层和艰苦边远地区医疗卫生队伍建设。

执业医师晋升为副高级技术职称的，应当有累计一年以上在县级以下或者对口支援的医疗卫生机构提供医疗卫生服务的经历。

对在基层和艰苦边远地区工作的医疗卫生人员，在薪酬津贴、职称评定、职业发展、教育培训和表彰奖励等方面实行优惠待遇。

国家加强乡村医疗卫生队伍建设，建立县乡村上下贯通的职业发展机制，完善对乡村医疗卫生人员的服务收入多渠道补助机制和养老政策。

第五十七条　全社会应当关心、尊重医疗卫生人员，维护良好安全的医疗卫生服务秩序，共同构建和谐医患关系。

医疗卫生人员的人身安全、人格尊严不受侵犯，其合法权益受法律保护。禁止任何组织或者个人威胁、危害医疗卫生人员人身安全，侵犯医疗卫生人员人格尊严。

国家采取措施，保障医疗卫生人员执业环境。

第五章　药品供应保障

第五十八条　国家完善药品供应保障制度，建立工作协调机制，保障药品的安全、有效、可及。

第五十九条　国家实施基本药物制度，遴选适当数量的基本药物品种，满足疾病防治基本用药需求。

国家公布基本药物目录，根据药品临床应用实践、药品标准变化、药品新上市情况等，对基本药物目录进行动态调整。

基本药物按照规定优先纳入基本医疗保险药品目录。

国家提高基本药物的供给能力，强化基本药物质量监管，确保基本药物公平可及、合理使用。

第六十条　国家建立健全以临床需求为导向的药品审评审批制度，支持临床急需药品、儿童用药品和防治罕见病、重大疾病等药品的研制、生产，满足疾病防治需求。

第六十一条　国家建立健全药品研制、生产、流通、使用全过程追溯制度，加强药品管理，保证药品质量。

第六十二条 国家建立健全药品价格监测体系，开展成本价格调查，加强药品价格监督检查，依法查处价格垄断、价格欺诈、不正当竞争等违法行为，维护药品价格秩序。

国家加强药品分类采购管理和指导。参加药品采购投标的投标人不得以低于成本的报价竞标，不得以欺诈、串通投标、滥用市场支配地位等方式竞标。

第六十三条 国家建立中央与地方两级医药储备，用于保障重大灾情、疫情及其他突发事件等应急需要。

第六十四条 国家建立健全药品供求监测体系，及时收集和汇总分析药品供求信息，定期公布药品生产、流通、使用等情况。

第六十五条 国家加强对医疗器械的管理，完善医疗器械的标准和规范，提高医疗器械的安全有效水平。

国务院卫生健康主管部门和省、自治区、直辖市人民政府卫生健康主管部门应当根据技术的先进性、适宜性和可及性，编制大型医用设备配置规划，促进区域内医用设备合理配置、充分共享。

第六十六条 国家加强中药的保护与发展，充分体现中药的特色和优势，发挥其在预防、保健、医疗、康复中的作用。

第六章 健康促进

第六十七条 各级人民政府应当加强健康教育工作及其专业人才培养，建立健康知识和技能核心信息发布制度，普及健康科学知识，向公众提供科学、准确的健康信息。

医疗卫生、教育、体育、宣传等机构、基层群众性自治组织和社会组织应当开展健康知识的宣传和普及。医疗卫生人员在提供医疗卫生服务时，应当对患者开展健康教育。新闻媒体应当开展健康知识的公益宣传。健康知识的宣传应当科学、准确。

第六十八条 国家将健康教育纳入国民教育体系。学校应当利用多种形式实施健康教育，普及健康知识、科学健身知识、急救知识和技能，提高学生主动防病的意识，培养学生良好的卫生习惯和健康的行为习惯，减少、改善学生近视、肥胖等不良健康状况。

学校应当按照规定开设体育与健康课程，组织学生开展广播体操、眼保健操、体能锻炼等活动。

学校按照规定配备校医，建立和完善卫生室、保健室等。

县级以上人民政府教育主管部门应当按照规定将学生体质健康水平纳入学校考核体系。

第六十九条 公民是自己健康的第一责任人，树立和践行对自己健康负责的健康管理理念，主动学习健康知识，提高健康素养，加强健康管理。倡导家庭成员相互关爱，形成符合自身和家庭特点的健康生活方式。

公民应当尊重他人的健康权利和利益，不得损害他人健康和社会公共利益。

第七十条 国家组织居民健康状况调查和统计，开展体质监测，对健康绩效进行评估，并根据评估结果制定、完善与健康相关的法律、法规、政策和规划。

第七十一条 国家建立疾病和健康危险因素监测、调查和风险评估制度。县级以上人民政府及其有关部门针对影响健康的主要问题，组织开展健康危险因素研究，制定综合防治措施。

国家加强影响健康的环境问题预防和治理，组织开展环境质量对健康影响的研究，采取措施预防和控制与环境问题有关的疾病。

第七十二条 国家大力开展爱国卫生运动，鼓励和支持开展爱国卫生月等群众性卫生与健康活动，依靠和动员群众控制和消除健康危险因素，改善环境卫生状况，建设健康城市、健康村镇、健康社区。

第七十三条 国家建立科学、严格的食品、饮用水安全监督管理制度，提高安全水平。

第七十四条 国家建立营养状况监测制度，实施经济欠发达地区、重点人群营养干预计划，开展未成年人和老年人营养改善行动，倡导健康饮食习惯，减少不健康饮食引起的疾病风险。

第七十五条 国家发展全民健身事业，完善覆盖城乡的全民健身公共服务体系，加强公共体育设施建设，组织开展和支持全民健身活动，加强全民健身指导服务，普及科学健身知识和方法。

国家鼓励单位的体育场地设施向公众开放。

第七十六条 国家制定并实施未成年人、妇女、老年人、残疾人等的健康工作计划，加强重点人群健康服务。

国家推动长期护理保障工作，鼓励发展长期护理保险。

第七十七条 国家完善公共场所卫生管理制度。县级以上人民政府卫生健康等主管部门应当加强对公共场所的卫生监督。公共场所卫生监督信息应当依法向社会公开。

公共场所经营单位应当建立健全并严格实施卫生管理制度，保证其经营活动持续符合国家对公共场所的卫生要求。

第七十八条 国家采取措施，减少吸烟对公民健康的危害。

公共场所控制吸烟，强化监督执法。

烟草制品包装应当印制带有说明吸烟危害的警示。

禁止向未成年人出售烟酒。

第七十九条 用人单位应当为职工创造有益于健康的环境和条件，严格执行劳动安全卫生等相关规定，积极组织职工开展健身活动，保护职工健康。

国家鼓励用人单位开展职工健康指导工作。

国家提倡用人单位为职工定期开展健康检查。法律、法规对健康检查有规定的，依照其规定。

第七章 资金保障

第八十条 各级人民政府应当切实履行发展医疗卫生与健康事业的职责，建立与经济社会发展、财政状况和健康指标相适应的医疗卫生与健康事业投入机制，将医疗卫生与健康促进经费纳入本级政府预算，按照规定主要用于保障基本医疗服务、公共卫生服务、基本医疗保障和政府举办的医疗卫生机构建设和运行发展。

第八十一条 县级以上人民政府通过预算、审计、监督执法、社会监督等方式，加强资金的监督管理。

第八十二条 基本医疗服务费用主要由基本医疗保险基金和个人支付。国家依法多渠道筹集基本医疗保险基金，逐步完善基本医疗保险可持续筹资和保障水平调整机制。

公民有依法参加基本医疗保险的权利和义务。用人单位和职工按照国家规定缴纳职工基本医疗保险费。城乡居民按照规定缴纳城乡居民基本医疗保险费。

第八十三条 国家建立以基本医疗保险为主体，商业健康保险、医疗救助、职工互助医疗和医疗慈善服务等为补充的、多层次的医疗保障体系。

国家鼓励发展商业健康保险，满足人民群众多样化健康保障需求。

国家完善医疗救助制度，保障符合条件的困难群众获得基本医疗服务。

第八十四条 国家建立健全基本医疗保险经办机构与协议定点医疗卫生机构之间的协商谈判机制，科学合理确定基本医疗保险基金支付标准和支付方式，引导医疗卫生机构合理诊疗，促进患者有序流动，提高基本医疗保险基金使用效益。

第八十五条 基本医疗保险基金支付范围由国务院医疗保障主管部门组织制定，并应当听取国务院卫生健康主管部门、中医药主管部门、药品监督管理部门、财政部门等的意见。

省、自治区、直辖市人民政府可以按照国家有关规定，补充确定本行政区域基本医疗保险基金支付的具体项目和标准，并报国务院医疗保障主管部门备案。

国务院医疗保障主管部门应当对纳入支付范围的基本医疗保险药品目录、诊疗项目、医疗服务设施标准等组织开展循证医学和经济性评价，并应当听取国务院卫生健康主管部门、中医药主管部门、药品监督管理部门、财政部门等有关方面的意见。评价结果应当作为调整基本医疗保险基金支付范围的依据。

第八章　监督管理

第八十六条 国家建立健全机构自治、行业自律、政府监管、社会监督相结合的医疗卫生综合监督管理体系。

县级以上人民政府卫生健康主管部门对医疗卫生行业实行属地化、全行业监督管理。

第八十七条 县级以上人民政府医疗保障主管部门应当提高医疗保障监管能力和水平，对纳入基本医疗保险基金支付范围的医疗服务行为和医疗费用加强监督管理，确保基本医疗保险基金合理使用、安全可控。

第八十八条　县级以上人民政府应当组织卫生健康、医疗保障、药品监督管理、发展改革、财政等部门建立沟通协商机制，加强制度衔接和工作配合，提高医疗卫生资源使用效率和保障水平。

第八十九条　县级以上人民政府应当定期向本级人民代表大会或者其常务委员会报告基本医疗卫生与健康促进工作，依法接受监督。

第九十条　县级以上人民政府有关部门未履行医疗卫生与健康促进工作相关职责的，本级人民政府或者上级人民政府有关部门应当对其主要负责人进行约谈。

地方人民政府未履行医疗卫生与健康促进工作相关职责的，上级人民政府应当对其主要负责人进行约谈。

被约谈的部门和地方人民政府应当立即采取措施，进行整改。

约谈情况和整改情况应当纳入有关部门和地方人民政府工作评议、考核记录。

第九十一条　县级以上地方人民政府卫生健康主管部门应当建立医疗卫生机构绩效评估制度，组织对医疗卫生机构的服务质量、医疗技术、药品和医用设备使用等情况进行评估。评估应当吸收行业组织和公众参与。评估结果应当以适当方式向社会公开，作为评价医疗卫生机构和卫生监管的重要依据。

第九十二条　国家保护公民个人健康信息，确保公民个人健康信息安全。任何组织或者个人不得非法收集、使用、加工、传输公民个人健康信息，不得非法买卖、提供或者公开公民个人健康信息。

第九十三条　县级以上人民政府卫生健康主管部门、医疗保障主管部门应当建立医疗卫生机构、人员等信用记录制度，纳入全国信用信息共享平台，按照国家规定实施联合惩戒。

第九十四条 县级以上地方人民政府卫生健康主管部门及其委托的卫生健康监督机构，依法开展本行政区域医疗卫生等行政执法工作。

第九十五条 县级以上人民政府卫生健康主管部门应当积极培育医疗卫生行业组织，发挥其在医疗卫生与健康促进工作中的作用，支持其参与行业管理规范、技术标准制定和医疗卫生评价、评估、评审等工作。

第九十六条 国家建立医疗纠纷预防和处理机制，妥善处理医疗纠纷，维护医疗秩序。

第九十七条 国家鼓励公民、法人和其他组织对医疗卫生与健康促进工作进行社会监督。

任何组织和个人对违反本法规定的行为，有权向县级以上人民政府卫生健康主管部门和其他有关部门投诉、举报。

第九章　法律责任

第九十八条 违反本法规定，地方各级人民政府、县级以上人民政府卫生健康主管部门和其他有关部门，滥用职权、玩忽职守、徇私舞弊的，对直接负责的主管人员和其他直接责任人员依法给予处分。

第九十九条 违反本法规定，未取得医疗机构执业许可证擅自执业的，由县级以上人民政府卫生健康主管部门责令停止执业活动，没收违法所得和药品、医疗器械，并处违法所得五倍以上二十倍以下的罚款，违法所得不足一万元的，按一万元计算。

违反本法规定，伪造、变造、买卖、出租、出借医疗机构执业许可证的，由县级以上人民政府卫生健康主管部门责令改正，没收违法所得，并处违法所得五倍以上十五倍以下的罚款，违法所得不足一万元的，按一万元计算；情节严重的，吊销医疗机构执业许可证。

第一百条　违反本法规定，有下列行为之一的，由县级以上人民政府卫生健康主管部门责令改正，没收违法所得，并处违法所得二倍以上十倍以下的罚款，违法所得不足一万元的，按一万元计算；对直接负责的主管人员和其他直接责任人员依法给予处分：

（一）政府举办的医疗卫生机构与其他组织投资设立非独立法人资格的医疗卫生机构；

（二）医疗卫生机构对外出租、承包医疗科室；

（三）非营利性医疗卫生机构向出资人、举办者分配或者变相分配收益。

第一百零一条　违反本法规定，医疗卫生机构等的医疗信息安全制度、保障措施不健全，导致医疗信息泄露，或者医疗质量管理和医疗技术管理制度、安全措施不健全的，由县级以上人民政府卫生健康等主管部门责令改正，给予警告，并处一万元以上五万元以下的罚款；情节严重的，可以责令停止相应执业活动，对直接负责的主管人员和其他直接责任人员依法追究法律责任。

第一百零二条　违反本法规定，医疗卫生人员有下列行为之一的，由县级以上人民政府卫生健康主管部门依照有关执业医师、护士管理和医疗纠纷预防处理等法律、行政法规的规定给予行政处罚：

（一）利用职务之便索要、非法收受财物或者牟取其他不正当利益；

（二）泄露公民个人健康信息；

（三）在开展医学研究或提供医疗卫生服务过程中未按照规定履行告知义务或者违反医学伦理规范。

前款规定的人员属于政府举办的医疗卫生机构中的人员的，依法给予处分。

第一百零三条 违反本法规定，参加药品采购投标的投标人以低于成本的报价竞标，或者以欺诈、串通投标、滥用市场支配地位等方式竞标的，由县级以上人民政府医疗保障主管部门责令改正，没收违法所得；中标的，中标无效，处中标项目金额千分之五以上千分之十以下的罚款，对法定代表人、主要负责人、直接负责的主管人员和其他责任人员处对单位罚款数额百分之五以上百分之十以下的罚款；情节严重的，取消其二年至五年内参加药品采购投标的资格并予以公告。

第一百零四条 违反本法规定，以欺诈、伪造证明材料或者其他手段骗取基本医疗保险待遇，或者基本医疗保险经办机构以及医疗机构、药品经营单位等以欺诈、伪造证明材料或者其他手段骗取基本医疗保险基金支出的，由县级以上人民政府医疗保障主管部门依照有关社会保险的法律、行政法规规定给予行政处罚。

第一百零五条 违反本法规定，扰乱医疗卫生机构执业场所秩序，威胁、危害医疗卫生人员人身安全，侵犯医疗卫生人员人格尊严，非法收集、使用、加工、传输公民个人健康信息，非法买卖、提供或者公开公民个人健康信息等，构成违反治安管理行为的，依法给予治安管理处罚。

第一百零六条 违反本法规定，构成犯罪的，依法追究刑事责任；造成人身、财产损害的，依法承担民事责任。

第十章 附则

第一百零七条 本法中下列用语的含义：

（一）主要健康指标，是指人均预期寿命、孕产妇死亡率、婴儿死亡率、五岁以下儿童死亡率等。

（二）医疗卫生机构，是指基层医疗卫生机构、医院和专业公共卫生机构等。

（三）基层医疗卫生机构，是指乡镇卫生院、社区卫生服务中心（站）、村卫生室、医务室、门诊部和诊所等。

（四）专业公共卫生机构，是指疾病预防控制中心、专科疾病防治机构、健康教育机构、急救中心（站）和血站等。

（五）医疗卫生人员，是指执业医师、执业助理医师、注册护士、药师（士）、检验技师（士）、影像技师（士）和乡村医生等卫生专业人员。

（六）基本药物，是指满足疾病防治基本用药需求，适应现阶段基本国情和保障能力，剂型适宜，价格合理，能够保障供应，可公平获得的药品。

第一百零八条 省、自治区、直辖市和设区的市、自治州可以结合实际，制定本地方发展医疗卫生与健康事业的具体办法。

第一百零九条 中国人民解放军和中国人民武装警察部队的医疗卫生与健康促进工作，由国务院和中央军事委员会依照本法制定管理办法。

第一百一十条 本法自 2020 年 6 月 1 日起施行。